最好的保健品

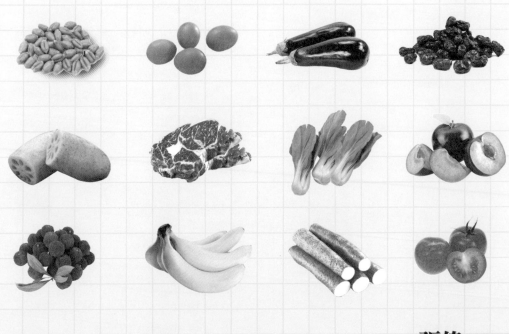

張偉 著

目　錄

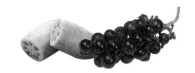

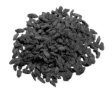

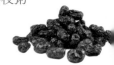

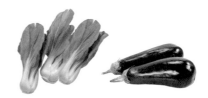

第一章
掃光生活中的小煩惱

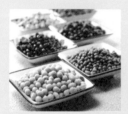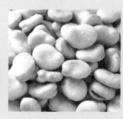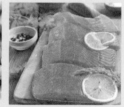

在日常生活中，難免會遇到這樣那樣的小煩惱，這些小煩惱會對健康造成困擾，不得不引起我們的重視。其實，只要掌握一些小竅門，就能自己消除這些小煩惱，方便又輕鬆。

鼻出血（流鼻血）

鼻出血莫慌張，找出病因巧治療

 症狀表現 鼻出血是生活中常見的一種現象，是指血從鼻孔中流出。鼻出血發生的時間不定。輕者僅鼻涕中帶血絲，嚴重者血從口鼻中湧出。

 症狀原因 產生鼻出血現象的原因是多方面的，包括原發性鼻出血，即在臨床上很多患者的鼻出血找不到明確的原因，多見小兒或青少年；繼發性鼻出血可見於外傷、空氣乾燥、上火或者全身性疾病等。

 專家飲食指導

發生鼻出血時一定要禁食辛燥刺激性食物，以免滋助火熱，加重病情。天氣乾燥時，應飲服清涼飲料。

 專家生活指導

當經常流鼻血或者莫名流鼻血時，最好進行檢查，並進行相應的治療。平時要注意鍛煉身體，增強體質，在情緒調節方面尤忌暴怒，且要戒除挖鼻習慣，避免損傷鼻黏膜。

✔ 對症明星食材推薦

食材名稱	使用注意	功效	適用對象
鮮艾草 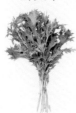	長期過量使用，會造成神經上有抑制的作用。	有調經止血、安胎止崩、散寒除濕之外，還具抗菌、抗病毒、平喘、鎮咳、止血作用，臨床上常用止血藥。	適合鼻出血患者使用。

▶簡單好用法
可以將新鮮艾葉搗碎後直接塞入鼻孔，止血效果很好。

▶材料替換
也可備一大碗冰水，拿小布浸泡再塞入出血的鼻孔中，越緊越好，止血效果也非常好。

✔ 其他對症食材推薦

鮮蓮藕	大蒜	冰可樂

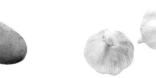

性寒，味甘，具有清熱生津、涼血止血的作用。適合胃熱、吐血、口鼻出血等患者食用。女性在生理週期以及產後不宜食用生藕。

具有行氣消積、殺菌解毒、排毒清腸、利水止血等功效。適合三高、肥胖、感冒、鼻出血與便祕、咳嗽等患者食用。

冰可樂 1 瓶，鼻出血時先飲一口含在口中，再把冰可樂緊貼前額，幾分鐘即可止血。血管遇冷收縮，用冰可樂貼前額時，鼻孔中的毛細血管就會收縮，能迅速止鼻血。

✎ 對症實用偏方

艾草汁滴鼻

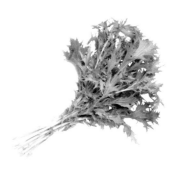

材料：鮮艾草適量
用法：將鮮艾草洗淨，放容器中搗爛，取汁液。
　　　將鮮艾草汁滴於鼻孔中。
功效：能很快止血，適用於鼻出血患者使用。

鮮榨蓮藕汁

材料：鮮蓮藕 100 克
用法：將鮮蓮藕去皮洗淨，切成片，放入榨汁機中榨汁，過濾裝入容器中。每天喝 1 ～ 2次，每次 1 小杯，連喝 5 ～ 7 天。
功效：收縮血管，輔助治療鼻出血、感冒口渴。

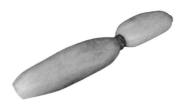

夏天嗜睡易疲勞

多飲水，烈日少出行

症狀表現　夏天易嗜睡、疲勞，身體乏力沒勁，哈欠不斷，無力、頭暈、食欲差，老是想睡覺。更有些人從早到晚都想睡，不管晚上睡多久，一到白天，仍然有抵不住的困倦。

症狀原因　中醫專家認為，夏天出現嗜睡、易疲勞現象是天氣作祟：天熱，天氣潮濕。有些嗜睡、疲勞則與體內鉀偏低有關。天熱人就容易多汗，汗水中除含有鈉元素，還有鉀元素。不同原因導致的症狀該用不同方法來解決。另外，也可能是身體處於病態導致疲勞，千萬不要掉以輕心。

專家飲食指導

夏季要多喝水，也可喝適量淡鹽水；飲食要清淡、有營養。吃一些解暑食物。如果是因為缺鉀，則應多吃一些富含鉀的食物。如果是體內濕氣重導致的不適，需吃去濕食物來改善。

專家生活指導

夏季要減少在烈日下的時間，出門戴帽或者打傘，防止中暑；保持良好的心情；空調不要開得太低，盡量讓室內外溫差不要超過 6℃。

✔對症明星食材推薦

食材名稱	使用注意	功效	適用對象
橘子	不宜過量使用，兒童跟老人不宜多食；孕婦每天食用不宜超過 3 個。體內有熱、發燒以及感染性疾病患者、更年期女性要盡量少吃。	有潤肺、止咳、化痰、健脾、順氣、止渴的藥效。橘子富含鉀，能為人體補鉀，有助於調節血壓、維持正常心律。而且橘子既能提神，又可以開胃。	適合缺鉀引起的夏季嗜睡、易疲勞患者食用。胃寒、冬天怕冷跟貧血、月經量多的人可以吃一些橘子。

▶簡單好用法
如果沒橘子汁，也可直接食用橘子，效果與橘子汁一樣。

▶材料替換
如果沒有橘子汁，柳丁（橙）汁、葡萄汁等富含鉀的果汁都可以。

其他對症食材推薦

陳皮	柳丁（橙）	葡萄

含有黃酮、橙皮苷等成分，而且還具有抗氧化、抗疲勞的效果。

防治便祕、生津止渴、開胃下氣、幫助消化。柳丁（橙）中富含維生素C、胡蘿蔔素和鉀、鎂等礦物質。

富含葡萄糖、鈣、鉀與磷、鐵等多種維生素以及多種人體必需胺基酸。具有補血強智、利筋骨、健胃生津、除煩渴、益氣、利小便、滋腎柔肝等功效。

 對症實用偏方

鮮榨橘子汁

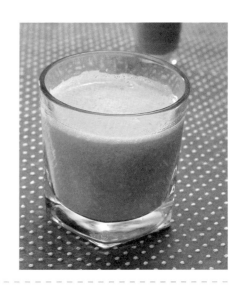

材料：橘子 2 個
用法：將橘子去皮籽，切塊後放入榨汁
　　　機中榨汁，過濾裝杯。每天喝 1
　　　杯。
功效：補充身體所流失的鉀，開胃促消
　　　化，振奮精神，改善夏天嗜睡、
　　　精神不振。

陳皮茶

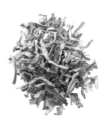

材料：陳皮適量
用法：陳皮洗淨，放入杯中，沖入沸水，代茶飲用。
功效：陳皮裡含有黃酮等成分，能抗氧化、抗疲勞。

中暑

中暑補水要及時，高溫烈日不宜重體力勞動

症狀表現

發熱、乏力、頭暈、頭痛、皮膚灼熱、噁心、嘔吐、胸悶、昏厥、痙攣、煩躁不安、脈搏細速、血壓下降等。

症狀原因

當人處於高溫環境中，體溫調節功能出現紊亂，導致中樞神經系統和循環系統功能紊亂的急性病症，稱為中暑。一般在氣溫驟升及持續高溫時，中暑極易發生，以產婦、老年人、體弱或慢性病患多見。

專家飲食指導

要注意多補充鈣、鉀、鎂等礦物質和水。多吃新鮮蔬菜和水果，多喝綠豆湯、西瓜汁等。少吃油膩、辛辣、煎烤的食物，同時也不要食用補藥。

專家生活指導

盡量不要在高溫下長時間活動，要適當補充水分和鹽分，做好防暑工作。如發生中暑，應該將患者立即移到陰涼處或空調室中，並給予物理降溫。

✔對症明星食材推薦

食材名稱	使用注意	功效	適用對象
綠豆	體質虛寒還有正在服用各種藥物的人群以及懷孕早期婦女不宜過量食用。	綠豆富含礦物質、維生素，具有清熱解毒、利水消暑的作用，所含蛋白質、磷脂均有興奮神經、增進食欲的功能。人體在高溫環境下勞作，很容易因為出汗而流失掉大量的礦物質。用綠豆煮湯作為飲品，能達到清熱解暑的目的。	適合一般中暑患者。尤其適合高血壓、紅眼病患者以及中毒者食用。

▶簡單好用法
可直接煮綠豆湯，代茶飲用。

▶醫生叮囑
綠豆湯雖好，但體質虛寒者不宜飲用。

✔ 其他對症食材推薦

西瓜	苦瓜	生薑

具有解暑熱、生津利尿還有消煩止渴、寬中下氣等輔治咽喉腫痛等功效。所含的糖和鹽能利尿並消除腎臟炎症。適宜中暑、高血壓、急慢性腎炎、膽囊炎、高熱不退者食用。

具清熱祛暑、明目解毒還有降壓降糖、利尿涼血、解勞清心等功效。也適宜中暑與糖尿病和癌症、痱子患者食用。

具有溫中散寒與發汗解表、增進食欲跟殺菌解毒還有預防感冒的功效。也適合中暑、傷風感冒、寒性痛經、暈車暈船者食用。

 對症實用偏方

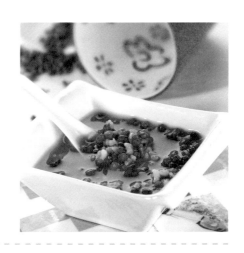

綠豆粥

材料：綠豆 30 克，白米 100 克。
用法：將綠豆洗淨，加水浸泡 2 小時，放入鍋中，加入白米、適量水煮成稀粥，每日食用 2 ～ 3 次。
功效：生津止渴、祛暑除煩、解毒利水。

鮮榨薑汁滴鼻

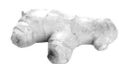

材料：生薑適量
用法：生薑帶皮洗淨，搗爛，用紗布攬取汁液，滴入鼻孔中，側鼻孔滴 5 ～ 7 滴，每 15 分鐘滴 1 次，直到患者甦醒。或用薑汁一杯灌下，提神醒腦，輔治中暑昏厥。
功效：排汗、解暑、降溫，輔治中暑。

三皮湯

材料：鮮西瓜皮、冬瓜皮、絲瓜皮各 50 克，
　　　白糖適量。

用法：將鮮西瓜皮、冬瓜皮、絲瓜皮分別洗
　　　淨，放入鍋中，水煎 15 分鐘，取汁，
　　　加適量白糖，溫熱時代茶飲用。

功效：清熱、祛暑、利尿，輔治中暑。

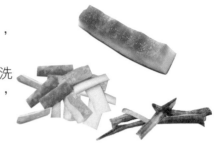

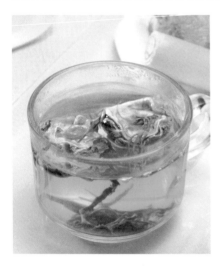

解暑苦瓜茶

材料：苦瓜乾 10 克，綠茶 3 克。

用法：將苦瓜乾略沖洗，放入杯中，加入綠
　　　茶，沖入沸水，蓋上蓋悶 20 分鐘。
　　　代茶飲。

功效：清熱解暑，輔治中暑發熱、煩渴，同
　　　時也有一定的降壓、降糖功效。

鮮榨西瓜汁

材料：西瓜、鹽各適量。

用法：將西瓜去皮籽，瓜肉切塊，放入榨
　　　汁機中榨汁，過濾裝杯，加入少量
　　　鹽攪勻，頻繁飲用。

功效：解暑氣，輔治輕度中暑。對發熱、
　　　口渴、煩躁、小便赤熱等症狀也有
　　　一定的緩解作用。

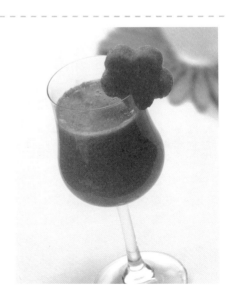

輕度食物中毒

遠離有毒食品，食物宜煮熟

 症狀表現
食物中毒患者通常伴有腹瀉、噁心、嘔吐、腹痛、脫水、發熱等症狀，嚴重者甚至會休克。

 症狀原因
食物中毒因為進食了被致病細菌、病毒、寄生蟲、化學品或天然毒素污染了的食物而導致一系列身體不適。根據如上各種致病原，食物中毒可以分為化學性食物中毒、細菌性食物中毒、黴菌毒素與黴變食品中毒和有毒動植物中毒。

專家飲食指導

不吃不新鮮或有異味的食物，不自行採摘蘑菇或不認識的植物食用；生熟食物要分開存放，水產及肉類食品應做熟後再吃；冷藏食品應保質、保鮮，動物食品食前應徹底加熱煮透，剩菜食前也應充分加熱。

專家生活指導

出現食物中毒症狀或者誤食化學品時，應及時用筷子或手指伸向喉嚨深處刺激咽後壁、舌根進行催吐。在中毒者意識不清時，需由他人幫助催吐，並及時就醫。

✔ 對症明星食材推薦

食材名稱	使用注意	功效	適用對象
生薑	陰虛內熱者及熱盛之症者忌用，同時生薑不宜久吃，過多、過長時間食用容易導致口乾、喉痛、便祕等症。	有發汗解表與溫中止嘔跟溫肺止咳、解魚蟹毒、解藥毒等。薑中含有的薑辣素能刺激胃液分泌，促進消化，能有效緩解因吃寒涼食物過多而引起的腹脹、腹痛、腹瀉、嘔吐等。	魚蟹中毒者以及感冒、腸胃不適者。

▶簡單好用法
在平時烹調魚蟹等海鮮食物時，以生薑作為調料。

▶材料替換
也可以用紫蘇煎濃茶，效果也一樣好。

紫蘇	綠豆	冬瓜	韭菜
		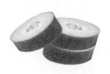	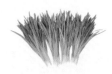
具有開宣肺氣與發表散寒跟行氣寬中的功效，還能能解魚蟹毒。	中醫認為，綠豆可消腫通氣、清熱解毒。綠豆對葡萄球菌以及某些病毒有抑制作用，能清熱解毒。	具有清熱解暑、利尿消腫、止渴除煩的功效，對水腫、魚蟹中毒、糖尿病、痔瘡等症都有一定的緩解作用。	韭菜所含的硫化物有一定殺菌消炎作用，可抑制綠膿桿菌、痢疾桿菌、傷寒桿菌、大腸桿菌和金黃色葡萄球菌。

 對症實用偏方

生薑汁

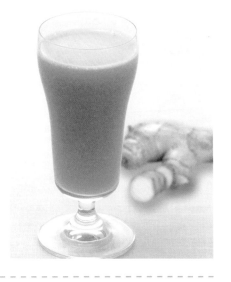

材料：生薑適量

用法：將生薑洗淨切片，放入榨汁機中榨汁，過濾，裝杯。慢慢咽服。

功效：解魚蟹中毒，緩解因魚蟹中毒引起的嘔吐等症狀。

紫蘇茶

材料：鮮紫蘇葉 60 克

用法：將鮮紫蘇葉洗淨，放鍋內，加水煎濃汁後服用。或用紫蘇葉泡茶飲用。

功效：可解魚、鱉、蟹等中毒。

鮮榨韭菜汁

材料：韭菜適量

用法：韭菜擇洗乾淨，放入榨汁機中榨汁，裝杯後飲用。

功效：飲用數升可輔治食物中毒

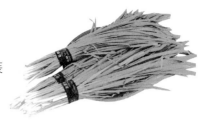

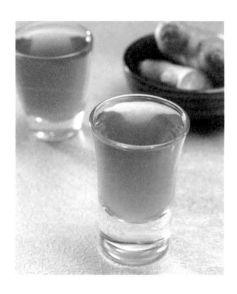

薑酒

材料：生薑 30 克，白酒 300 毫升。

用法：將生薑洗淨，切細，放容器中，倒入白酒，煮沸頓飲。隨量飲用。

功效：和胃解毒。適用於食物中毒、脘腹冷痛等。陰虛內有實熱或患痔瘡者忌用。

鮮榨綠豆漿

材料：綠豆 80 克

用法：將綠豆淘洗乾淨，浸泡 8 小時，撈出瀝乾，放入榨汁機中榨汁，裝杯後飲用。

功效：喜歡甜味的可以加入適量白糖調味。對農藥中毒有一定的緩解作用。

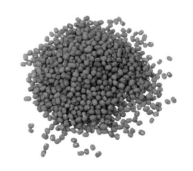

打嗝

吃飯細嚼慢嚥，忌食辛辣、產氣過多的食物

症狀表現　喉間頻頻作聲，聲音急而短促。

症狀原因　打嗝，指氣從胃中上逆，喉間頻頻作聲，聲音急而短促，是常見的生理現象，由橫膈膜痙攣收縮引起的。吃飽飯打嗝是正常的現象，但是連續不斷的打嗝、自己又控制不了的打嗝，醫學上成為「呃逆」，一般是在受涼或進食過快、過急、過燙、過冷或吃過於辛辣的食物引起。

🍲 專家飲食指導

平時吃飯時注意不要吃得過快、過急，不要吃過燙的食物，同時，注意每頓飯不要吃得過飽、過甜，忌食辛辣、韭菜及豆類等產氣過多的食物。

專家生活指導

發生打嗝時不要心浮氣躁，因過飽、過急飲食造成，數分鐘內可自動緩解；因慢性病導致，在解痙、加強胃動力治療後也無大礙。不要在打嗝時服冷飲，也不要做劇烈運動。

✔ 對症明星食材推薦

食材名稱	使用注意	功效	適用對象
八角	陰虛火旺、眼病、乾燥綜合症、糖尿病、更年期綜合症、活動性肺結核以及胃熱便祕者忌食。	八角有驅蟲、溫中理氣、健胃止嘔、袪寒、興奮神經、溫陽散寒、止痛等功效，用於輔助治療寒呃逆、寒疝腹痛、腎虛腰痛、腳氣等症。	適合由胃寒引起的打嗝人群。

▶簡單好用法
可以直接用沸水沖泡生八角後飲用。

▶材料替換
小茴香和八角具有同樣的功效，如果沒有八角，可以用小茴香代替。

✔其他對症食材推薦

丁香

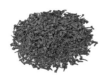

有溫中降逆、溫腎助陽之功能，輔治呃逆、嘔吐、反胃、痢疾、心腹冷痛、疝氣、癥症。熱病及陰虛內熱者忌服。胃熱引起的呃逆或兼有口渴、口苦、口乾者不宜食用。

胡椒

還具有溫中下氣、消痰解毒的功效。能健胃消食跟溫中散寒與止痛。輔治嘔吐和寒痰食積、脘腹冷痛、反胃、嘔吐清水與泄瀉、冷痢。消化道潰瘍、咳嗽咯血、痔瘡、咽喉炎症、眼疾患者慎食。

 對症實用偏方

丁香山楂煮酒

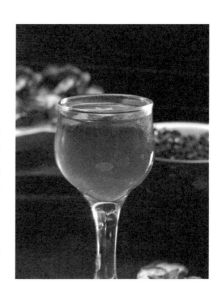

材料：山楂 6 克，丁香 2 粒，黃酒 50 毫升。

用法：將黃酒倒入容器中，在容器中加入丁香、山楂，放在蒸鍋中加熱，蒸燉 10 分鐘，晾至遇熱後倒入杯中，趁熱一次服完。

功效：具有開胃消食、溫中降逆止嘔的功效，用於輔治感寒腹痛、腹脹、吐瀉等症。熱病及陰虛內熱者忌服。

八角蜂蜜湯

材料：生八角 100 克，蜂蜜適量。

用法：將生八角放入鍋中，添入兩碗水，煎至剩一碗時，加入適量蜂蜜，調好後服用。

功效：溫中理氣、健胃止嘔，適用於胃寒引起的打嗝。

暈車 暈船

飲食忌過飽，乘車船時應坐在通風處

 症狀表現　坐上汽車或者船後，就開始頭暈、頭痛、噁心、嘔吐、虛脫，一般還伴有面色蒼白、出冷汗、心動過速或過緩等症狀。

 症狀原因　暈車和暈船不是一種疾病，只是人體在過度搖晃時，超出了內耳平衡器官的適應能力而表現出的一種反應性症狀。也可能是因為環境密閉、空氣不流通或受某種氣味的刺激。睡眠不足、過饑過飽、精神緊張和疲勞時都容易發生暈車或暈船。

專家飲食指導

在乘車和坐船之前，不要吃得過飽或者不吃東西，也不要吃過於油膩、過甜、過鹹的食物，要清淡飲食，適量飲水。

專家生活指導

乘坐車船前一天要睡好；乘車船前不可吃太多；在車船上盡量坐在通風好的地方；要向遠處看，不要看書看報或低頭看手機等。

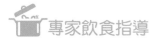 **對症明星食材推薦**

食材名稱	使用注意	功效	適用對象
蘆薈	在使用之前要確定是否對蘆薈過敏，可以先做皮膚測試確認後再用。孕婦、身體虛弱者、慢性腹瀉者等不宜食用。	蘆薈可清熱涼肝、瀉火通便，使腸胃功能趨於正常，並且具有鎮靜作用，能消除暈車、暈船時的不適感。	還適合便祕與長痘痘以及暈車暈船者。

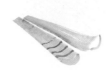

▶簡單好用法
可以直接嚼食新鮮蘆薈葉，能夠舒緩暈車、暈船時的緊張情緒。

▶材料替換
也可以將生薑製成薄片，糖醋醃漬後食用。

✔ 其他對症食材推薦

生薑

還具有健胃止嘔與化痰止咳跟發汗解表和興奮神經等功效，不但能預防暈車、暈船，而且能減輕頭痛。

鮮橘皮

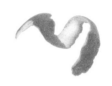

鮮橘皮辛散通溫，氣味芳香，具有理氣和胃、緩解噁心嘔吐等作用，對防治暈車、暈船效果顯著。

 對症實用偏方

生吃蘆薈

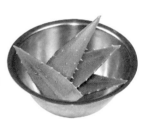

材料：食用蘆薈鮮葉 6 片
用法：將食用蘆薈鮮葉去刺、皮，洗淨，將蘆薈肉切塊，
　　　上車前生食。
功效：預防暈車、暈船。

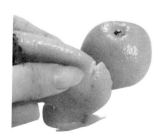

鮮橘皮汁噴鼻

材料：鮮橘皮適量
用法：乘車前 1 小時左右，將新鮮橘皮表面朝外，向
　　　內對折，然後對準兩鼻孔擠壓，皮中便會噴射
　　　帶芳香味的油霧。可吸入十餘次，乘車途中也
　　　照此法隨時吸聞。
功效：能夠預防暈車、暈船。

疲勞

注意勞逸結合，不要吃得過飽

症狀表現　疲勞是一種主觀不適感覺，是一種不管睡多久都消除不了的慵懶感覺。但客觀上會在同等條件下，失去其完成原來所從事的正常活動或工作能力。其表現有打哈欠、沒有精神、感覺沒勁、昏昏欲睡等。

症狀原因　由於乳酸及其他代謝產物的堆積，肌肉張力下降，運動耐久性降低；由於二氧化碳的堆積，刺激呼吸中樞，還會導致打哈欠。感覺疲勞不是特異症狀，很多疾病都可引起疲勞，不同疾病引起不同程度的疲勞。咖啡鹼、抽煙、藥物等都會導致疲勞。

🍲 專家飲食指導

要建立健康的飲食習慣，吃飯時不要吃得過飽，少吃辛辣、刺激、高脂肪和高糖等食物，多吃水果蔬菜和富含鐵質的食物，以補充人體所需的維生素和鐵，提高自我免疫力。

📄 專家生活指導

養成良好生活習慣，保持良好心態，注意休息，盡量不要熬夜，也不要給自己太大的壓力，勞逸結合。平時要注意鍛煉身體，增強體質。

✔ 對症明星食材推薦

食材名稱	使用注意	功效	適用對象
枸杞	有外邪實熱與脾虛和濕及泄瀉者忌服。	枸杞含枸杞多糖能夠加快清除體內代謝產物的速度，清除體內的垃圾。同時，枸杞能增加肝臟中糖原的含量，使身體精力充沛。	適合肝腎陰虛、癌症、高血壓、高脂血症、脂肪肝、慢性肝炎與動脈硬化、用眼過度以及易疲勞者食用。

▶簡單好用法
可以生食枸杞。

▶醫生叮囑
一定要堅持服用至少 1 個月。

✔️ 其他對症食材推薦

黨參	洋蔥	人參	西洋參
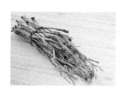			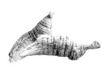

增強免疫力、擴張血管、降壓、改善微循環、增強造血功能等作用。對神經系統有興奮作用，能增強身體抵抗力。

有一定的提神作用，所含的微量元素硒是一種很強的抗氧化劑，能消除體內的自由基，增強細胞的活力和代謝能力，具有防癌、抗衰老的功效。

具有補氣固脫與健脾益肺跟寧心益智和養血生津的功效。

西洋參中的皂苷可以有效增強中樞神經的活動，達到靜心凝神、消除疲勞、增強記憶力等作用。

 ## 對症實用偏方

枸杞茶

材料：枸杞 10 ～ 20 克。
用法：枸杞洗淨，放入茶杯中，沖入開水，每日飲用。
功效：適用於工作緊張引起的疲勞

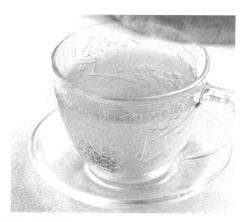

黨參川芎液泡腳

材料：黨參、川芎各 40 克。
用法：將黨參、川芎放入鍋內，加清水 2000 毫升，放在火上煎，等煎至 1500 毫升時，把藥渣濾掉，將藥汁倒入盆中，先將腳放在水蒸氣上薰蒸，待水溫下降時，再放入雙腳浸泡。每晚臨睡前薰泡 1 次，每次 20 ～ 30 分鐘即可。
功效：適用於疲勞、氣血不通、手腳冰涼者。

人參蓮子湯

材料：人參、蓮子各 10 克，冰糖 30 克。
用法：將蓮子洗淨，與人參、冰糖一起放
　　　入燉盅中，加適量開水，用小火隔
　　　水燉至蓮子熟爛即可。
功效：適用於氣血不足而致的慢性疲勞綜
　　　合症患者

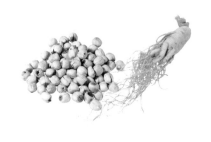

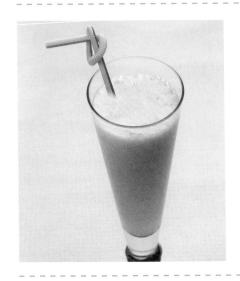

洋蔥柳橙汁

材料：洋蔥 50 克，柳橙 1 個。
用法：洋蔥洗淨後切碎；柳橙洗淨，帶
　　　皮切小塊，與洋蔥一起放入榨汁
　　　機，加入涼開水後榨汁，攪拌均
　　　勻後即可飲用。
功效：提神醒腦、緩解疲勞。

桂圓西洋參茶

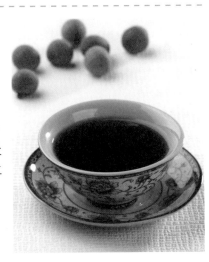

材料：桂圓肉 5 克，西洋參 2 克，蜂蜜適量。
用法：鍋中加 300 毫升水煮沸，加入桂圓肉、
　　　西洋參，燒開後再煮 15 分鐘，稍涼後
　　　加入蜂蜜，攪勻後飲用即可。每天早上
　　　服用。
功效：補中益氣、抗疲勞、安神寧心。

甲溝炎

遠離發物，避免刺激、外傷

症狀表現
指甲一側經常有紅腫、疼痛現象，天冷的時候尤其嚴重，甚至還會化膿。這種炎症還有可能發生於指甲根處，或擴展到另一側甲溝，感染嚴重時常有疼痛加劇和發熱等全身症狀。

症狀原因
甲溝炎是一種累及指甲周圍皮膚皺襞的炎症反應，表現為急性或慢性化膿性、觸痛性和疼痛性甲周組織腫脹，由甲皺襞膿腫引起。中醫認為，甲溝炎的發生是因為外邪入侵甲溝，造成氣血瘀滯、經絡受阻、瘀熱不去。

🍲 **專家飲食指導**

> 甲溝炎患者一定注意不要食用可疑的食品和藥品，也不要食用發物。

📋 **專家生活指導**

> 慢性甲溝炎患者應避免接觸水、刺激物、過敏原並避免外傷。接觸水時要戴上棉質手套，再在外面套上橡膠或塑膠手套，保持手部乾燥。不要推擠指甲皺襞，不用指甲油。

✔ **對症明星食材推薦**

食材名稱	使用注意	功效	適用對象
大黃	服用過量則易引起中毒，孕婦、產婦以及女性月經期間應慎用。	大黃性寒，味苦，據《本草綱目》記載，大黃主「諸火瘡」，具有清熱解毒、活血祛瘀等功效，可清血熱、破瘀血、消腫痛、祛瘀生新。大黃中的抗菌成分對真菌有殺滅作用。	便祕、甲溝炎等患者。

▶**簡單好用法**
可以直接用大黃泡水後浸泡患處。

▶**材料替換**
將搗爛的新鮮鳳仙花包敷在患處，每隔 12 小時換藥一次，7 天為一個療程，效果也很好。

✔ 其他對症食材推薦

綠茶

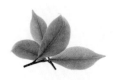

綠茶中的天然營養成分對防衰老、防癌、抗癌、殺菌、消炎等具有特殊效果。

仙人掌

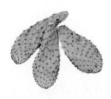

還具有清熱解毒、舒筋活絡、散瘀消腫與解腸毒、涼血止痛、潤腸止血等功效。

 對症實用偏方

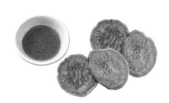

大黃醋糊外敷

材料：大黃、醋各適量。

用法：將大黃焙乾研成粉末，加入適量醋調成糊，外敷於患處。一般 2 ～ 4 天即可見效。

功效：活血祛瘀、抑菌消炎、收斂和消除局部炎症、水腫。

綠茶黑芝麻泥外敷

材料：綠茶、黑芝麻、細鹽各 10 克。

用法：將綠茶、黑芝麻、細鹽加少許生理鹽水混合，並搗爛如泥；皮膚常規消毒後，將上藥敷於甲溝炎處，每日換藥 1 次，連續用藥 2 ～ 4 次。在敷藥期間患處不可沾水。

功效：活血祛瘀、抑菌消炎。

紅花油仙人掌糊外敷

材料：新鮮仙人掌 50 克，鹽 2 克，正紅花油 6 ～ 8 滴。

用法：將新鮮仙人掌除刺後搗為糊狀，加鹽、正紅花油調勻，盛容器中備用。當日使用，當日配製。用時取上述藥膏適量外敷於患處，以紗布包紮，每日早晚換藥 1 次，4 日為一個療程。

功效：活血祛瘀、抑菌消炎，輔治甲溝炎。

醉酒

拒絕一口悶，席間宜進食

 症狀表現　常見症狀為大腦神經麻痺、各種能力低下、愛說話、有解放感、喪失行動自制力、口齒不清、步態蹣跚、亂說話、叫囂、亂跑、爛醉如泥、不省人事。

症狀原因　醉酒指喝醉了酒的狀態，在醫學上，醉酒叫作急性酒精中毒，是由於一次飲入過量的酒精或酒類飲料引起的中樞神經系統由興奮轉為抑制的狀態，表現為一系列的中樞神經系統症狀，並對肝、腎、胃、脾、心臟等人體重要臟器造成傷害，嚴重的可以導致死亡。

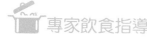 **專家飲食指導**

> 醉酒者可吃具解酒功效的水果，如甘蔗、鳳梨、西瓜等，忌吃桂圓、荔枝等。喝酒時要慢慢喝，切忌一口乾。進餐時吃點麵包、牛奶之類的食物。嘔吐完後，不可立即進食，尤其是燒烤一類的食物。

專家生活指導

> 醉酒後，睡覺前在床頭放置一個盛器，以免睡後驚醒欲嘔吐；翌日，若感胃酸請服用緩解胃酸的胃藥，等胃酸緩解後再喝水；若感胃痛，可視情況服用其他胃藥。早點可選用豆漿、牛奶等熱飲。

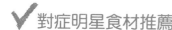 **對症明星食材推薦**

食材名稱	使用注意	功效	適用對象
葛根	無明顯的毒副作用及不良反應。但若是脾胃虛寒者慎用。	《本草綱目》記載：葛根性涼、氣平、味甘，具清熱與降火和排毒功效。可提高肝細胞再生能力，恢復正常肝臟機能，促進膽汁分泌，防止脂肪在肝臟堆積，能促進新陳代謝，加強肝臟解毒，防止酒精對肝臟的損傷。	適高血壓與高脂血症和高血糖跟偏頭痛等心腦血管病患者，更年期婦女，易上火人群，長期飲酒者，及女性滋容養顏、中老年人日常飲食調理等。

▶ **簡單好用法**
可提前泡好葛根茶，隨身攜帶。

▶ **材料替換**
可將葛根換成葛花，效果相當好。

✔ 其他對症食材推薦

葛花	甘蔗	蘿蔔	生薑	醋

有清熱跟解毒與護肝、養顏和補腎等作用，葛花還具有強效解酒的作用，因此有「千杯不醉葛藤花」之說。	具有理腸跟通便與清熱和生津、下氣、潤燥、補肺益胃的效果。飲其汁還可緩解酒精中毒。	含有維生素 C 可提高肝臟功能，促進乙醇分解；蘿蔔中澱粉酶的含量很高，能夠加速乙醇排泄；蘿蔔含有大量水分，可稀釋酒精濃度。	能開胃止嘔、化痰止咳與發汗解表。適合醉酒後欲嘔吐者食用。	解酒毒跟養肝腎，促進消化吸收。

 對症實用偏方

芹菜醋汁

材料：芹菜 2 根，白糖 1 小勺，醋適量。
用法：將芹菜清洗乾淨，去葉後切成段，
　　　放入榨汁機榨汁，裝杯，加入白糖、
　　　醋即可飲用。
功效：醒酒解酒、降壓解膩。

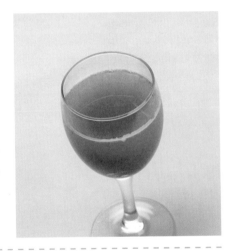

葛根茶

材料：葛根 1 錢（約 3 克）
用法：將葛根放入杯中，沖入沸水，靜待 5 分鐘。於喝酒之前喝下。
功效：護肝解酒，使人不容易醉酒。

生薑含服

材料：生薑適量
用法：將生薑洗淨，切成片。酒醉後含於口中。
功效：可止嘔，適合酒醉後噁心嘔吐者食用。

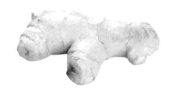

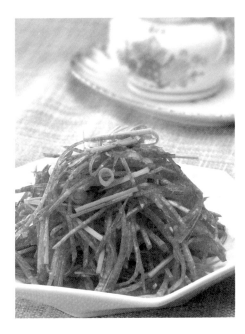

糖醋蘿蔔

材料：蘿蔔 200 克，香菜（芫荽）25
　　　克，蔥、鹽、白糖、味精、醋、
　　　香油各適量。
用法：將蘿蔔洗淨，去皮切絲，加入鹽
　　　略醃，瀝乾；將香菜（芫荽）擇
　　　洗淨，切成段；將蔥切末。將蘿
　　　蔔絲、香菜（芫荽）段放入盤中，
　　　加入蔥末、鹽、白糖、味精、醋、
　　　香油拌勻即可。隨意食用。
功效：蘿蔔與醋同食，解酒效果顯著，
　　　適合醉酒者食用。

鮮榨甘蔗汁

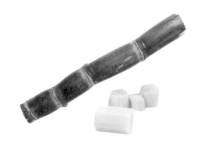

材料：甘蔗適量
用法：將甘蔗去皮洗淨，切成段，放入榨
　　　汁機中榨汁，過濾，裝杯。醉酒後
　　　飲用。
功效：甘蔗汁可醒酒、解酒，還可緩解酒
　　　精中毒。

少白頭（少年白）

多食養髮烏髮食物，加強身體鍛煉

症狀表現

少白頭是指青少年時頭髮過早變白，頭髮呈花白狀。最初頭髮有稀疏散在的少數白髮，大多數首先出現在頭皮的後部或頂部，夾雜在黑髮中呈花白狀。隨後，白髮逐漸或突然增多，但不會全部變白。有部分人長時間內白髮維持而不增加。

症狀原因

血熱、腎氣虛弱、氣血衰弱都是造成白髮的原因。凡先天不足、腎精虧虛、髓少失充者，或性情急躁、血熱偏盛、傷陰耗血者，或憂愁思慮、脾失健運、氣血乏源者，或勞神過度、失眠多夢、肝血暗耗者，皆可傷及五臟，虛損氣血，使毛髮失養而早白。

專家飲食指導

在飲食上應注意多攝入富含鐵、銅、維生素 B 群、酪氨酸的食物。此外要經常吃一些有益於養髮烏髮的食物，增加合成黑色素的原料。

專家生活指導

年輕患者需要適當地調節精神狀態，工作之餘多多放鬆心情，加強鍛煉身體，增強體質。特別是經常對特效穴位進行按摩，能有效防治白髮。

✔ 對症明星食材推薦

食材名稱	使用注意	功效	適用對象
黑芝麻	不宜多吃會容易上火生瘡；男子陽痿、遺精者忌食。	具有補益肝腎、滋潤五臟的功效，適用於肝腎不足所引起的身體虛弱、津枯便結、鬚髮早白、未老先衰等症，具有美容烏髮等效果。	肝腎不足所導致眩暈、眼花、視物不清、腰酸腿軟、耳鳴耳聾、髮枯髮落、頭髮早白人食用。

▶簡單好用法
可以將黑芝麻炒熟，每天食用即可。

▶材料替換
黑芝麻可以用核桃代替。

✔ 其他對症食材推薦

桑葚	何首烏	熟地	核桃	枸杞
		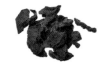		

具補血活血、滋陰補陽、生津止渴、潤腸燥等功效，輔治陰血不足而致的頭暈目眩、耳鳴心悸、煩躁失眠、腰膝酸軟、鬚髮早白、消渴口乾、大便乾結等症。

具補益精血、潤腸通便，可輔治血虛貧血與頭昏目眩、心悸、失眠、肝腎陰虛之腰膝酸軟、鬚髮早白、耳鳴、遺精等症。

可養陰補腎、填精，輔治血虛所致面色萎黃、頭昏心悸；腎精不足之腰膝酸軟、頭暈目眩、鬚髮早白；肝陰不足之雙目乾澀、視物昏花。

具有補血養氣、補腎填精、止咳平喘、潤燥通便等，是輕身益氣、延年益壽的佳品。

具有補益肝腎、養肝明目、潤肺滋陰功效，對肝腎虧損導致的頭目昏花、頭髮早白有治療效果。

 對症實用偏方

黑芝麻糙米粥

材料：黑芝麻 25 克，糙米適量。

用法：黑芝麻搗碎，加適量糙米煮成粥，每天食用一次。

功效：對少白頭的白髮變黑有良好作用

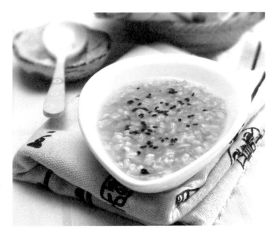

桑葚膏

材料：桑葚、蜂蜜各適量。

用法：用紗布將桑葚擠汁過濾，裝陶瓷器皿中，小火熬成膏，加適量蜂蜜調勻，儲存於瓶中備用。每次服 1～2 湯匙，每日 1 次，開水調服即可。

功效：養血脈、烏鬚髮，輔治頭髮早白。

首烏熟地甘草茶

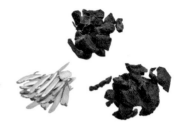

材料：首烏、熟地各 10 克，甘草 5 克。

用法：將首烏、熟地、甘草一同放入杯中，沖入沸水代茶飲用（一次藥可連用 2 天）。連服半年。

功效：補腎生髮

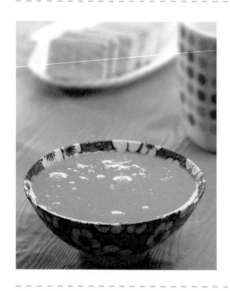

首烏黑芝麻糊

材料：何首烏、黑芝麻各 500 克，紅糖適量。

用法：何首烏片烘乾，研製成粉末；黑芝麻炒酥壓碎。淨鍋置中火上，添清水，將何首烏粉煎沸，加入黑芝麻粉、紅糖熬成糊狀，盛於碗內即可。

功效：補腎黑髮，適用於（少白頭）白髮症。

核桃杜仲首烏羊肉湯

材料：羊肉 400 克，玉米粒 50 克，核桃 75 克，去核紅棗 25 克，杜仲、何首烏、薑、鹽各適量。

用法：羊肉洗淨；核桃去殼，保留核桃衣；玉米粒、杜仲、紅棗、何首烏洗淨；將上述材料和薑放瓦煲內，添水，以武火（大火）煲沸，改文火（小火）煲 3 小時，加鹽即可。

功效：對鬚髮早白和鬚髮易枯脱十分有效

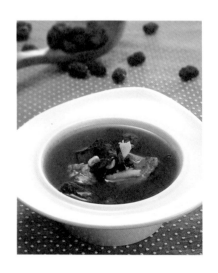

第二章
常見病痛有妙方

人吃五穀雜糧，身體難免會產生病痛，這些病痛會對我們的工作和生活造成影響。這些病痛產生時，一定要正確對待，不要過於恐慌，也不要放任不管。本章精挑細選了很多歷經考驗的老偏方，相信對常見病痛會有一定的幫助。

- 偏頭痛、頭痛
- 喉嚨腫痛、咽喉炎
- 咳嗽
- 感冒
- 發燒
- 口腔潰瘍
- 哮喘
- 肝功能異常
- 脂肪肝
- 肝炎

- 肝硬化
- 膽囊炎
- 便祕
- 腹瀉
- 慢性胃炎
- 胃痛
- 消化不良
- 心悸
- 關節炎
- 貧血

- 昏厥
- 水腫
- 焦慮症
- 失眠
- 抑鬱症
- 肥胖
- 頸椎病
- 肩周炎
- 腰椎間盤突出
- 痔瘡

偏頭痛、頭痛

飲食宜清淡，遠離辛辣、刺激、過甜和過鹹

症狀表現 頭痛或太陽穴隱隱刺痛，噁心、頭暈、畏光、怕吵、失眠等。偏頭痛往往偏於一側的頭部疼痛，比較頑固，可定期發作，常伴有噁心、嘔吐、眼睛牽扯痛等症。

症狀原因 引起頭痛的病因大致可分為原發性和繼發性兩類。前者也可稱為特發性頭痛，常見的如偏頭痛、緊張型頭痛；後者病因可涉及各種顱內病變如腦血管疾病、顱腦外傷，全身性疾病如發熱、內環境紊亂等。偏頭痛一般都有家族病史，且患者都有低鎂的現象。

 專家飲食指導

患者應少進食巧克力、乳酪、酒、咖啡、茶葉等易誘發疼痛的食物。忌辛辣刺激、生冷食物。頭痛發作期應禁食火腿、乳酪、保存過久的野味等食物。偏頭痛患者要多吃含鎂的食物。

 專家生活指導

應減少可能引發頭痛的一切病因，包括避免頭頸部的軟組織損傷、感染、情緒波動等。此外，精神緊張或過度失眠也容易誘發頭痛發作，大家應多注意。

✔ 對症明星食材推薦

食材名稱	使用注意	功效	適用對象
紫菜	脾胃虛寒與腹痛便溏忌食；身體虛弱食用需加些肉類來減低寒性；不能食用太多，以免腹脹、腹痛。	紫菜能軟堅散結、清熱化痰、利尿。紫菜的鎂元素，有「鎂元素寶庫」之稱，對於偏頭痛有很好的預防作用。	適合甲狀腺腫大、水腫、慢性支氣管炎、咳嗽、瘰瘤、淋病、腳氣、高血壓、肺病初期、心血管病和各類腫塊、增生以及偏頭痛患者食用。

▶簡單好用法
可以平時多吃海苔，也能減輕偏頭痛的發作。

▶材料替換
偏頭痛患者還可以通過口服鎂製劑來緩解病情。

✔ 其他對症食材推薦

苦蕎麥	川芎	白蘿蔔	辛夷花
		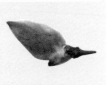	
苦蕎麥中含有生物類黃酮，可維持毛細血管的正常結構，降低其通透性、脆性，軟化血管，防治高血壓、腦出血等。	常用於活血行氣、祛風止痛，適宜瘀血阻滯各種病症，可治頭風頭痛、風濕痹痛等症。	含有天然芥子油，可改善腦部血液循環與緩解偏頭痛。	祛風寒和通鼻竅，適用於風寒頭痛、鼻塞、鼻淵、鼻流濁涕。

 對症實用偏方

紫菜蛋花湯

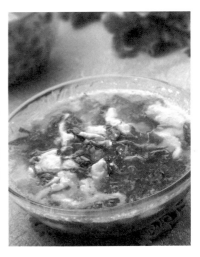

材料：乾紫菜 25 克，雞蛋 2 個，蔥花、鹽各
　　　適量。
用法：將雞蛋磕碗內攪散，鍋內注油燒熱，爆
　　　香蔥花，添適量水，放入紫菜攪散，稍
　　　煮片刻，淋入雞蛋液，加鹽調味即可。
　　　每日食用 1～2 次。
功效：補充鎂元素，輔治偏頭痛。

蒸蕎麥餅貼敷

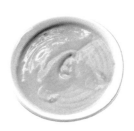

材料：苦蕎麥粉 250 克，白醋適量。
用法：將苦蕎麥粉放入盆中，加入白醋拌勻，和成麵團，
　　　製成餅，放入平底鍋中煎熟。用毛巾包好，貼在太
　　　陽穴上，涼後再放入鍋內加熱，如此反復多次。
功效：輔治神經性頭痛

白蘿蔔冰片汁滴鼻

材料：白蘿蔔 1 個，冰片適量。

用法：將白蘿蔔洗淨，切塊，放入榨汁機中榨汁，裝杯，加入冰片攪拌至溶化。如左側頭痛，則將白蘿蔔冰片汁滴入右鼻孔，如右側頭痛，則滴左鼻孔。

功效：輔治偏頭痛、感冒引起的頭痛等。

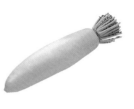

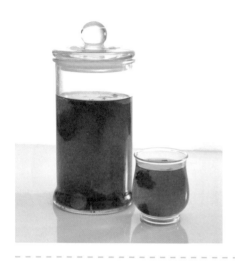

川芎酒

材料：川芎 30 克，白酒 500 毫升。

用法：將川芎放入白酒中，浸泡 7 天後服用，每次 10 ～ 20 毫升，每日 2 ～ 3 次。

功效：輔治偏頭痛

辛夷花煲雞蛋

材料：辛夷花 15 克，生雞蛋 2 個。

用法：辛夷花用清水稍浸泡，洗淨，將辛夷花和生雞蛋放進瓦鍋，添清水適量，以武火（大火）煲沸後，改小火煎約 1 小時，撈起雞蛋，放清水片刻，取出，將雞蛋去殼，再放進瓦鍋內煲煮片刻即成。

功效：可以預防或治療春日時節多發的風寒頭痛、慢性鼻炎、慢性鼻竇炎等疾患。

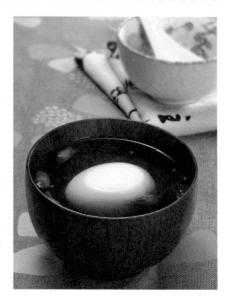

喉嚨腫痛、咽喉炎

多喝溫開水，避免辛辣、刺激、厚味食物

 症狀表現　咽喉腫痛、咽喉炎的症狀主要有喉嚨腫痛、嗓子燥癢、吞嚥有異物感，沒痰卻咳嗽不止，甚至全身症狀顯著，有發燒怕冷、頭痛、食慾不振、四肢痠痛等。

 症狀原因　喉嚨腫痛病因有上火或炎症。咽喉炎分為急性和慢性兩種。急性咽喉炎常為病毒引起，其次為細菌所致。慢性咽喉炎主要是由於急性咽喉炎反覆發作轉為慢性，或因為患各種鼻病、長期張口呼吸以及物理、化學因素等經常刺激咽部所致。

專家飲食指導

多喝水，最好喝溫水，平時多飲淡鹽開水，也可喝果汁及檸檬茶。避免煙酒、辛辣、油膩、過冷、過燙、帶有腥味的刺激食物。吃易消化的食物，保持大便通暢。

專家生活指導

平時應避免大聲持久講話，更忌喊叫；保持用鼻子呼吸；注意勞逸結合，防止受冷；常接觸粉塵或化學氣體者應戴口罩、面罩等防護；注意口腔衛生，保持室內空氣流通。

✔ 對症明星食材推薦

食材名稱	使用注意	功效	適用對象
金銀花	有脾胃虛寒和氣虛瘡瘍者忌用。	金銀花自古被譽為清熱解毒良藥，既能宣散風熱，還善清解血毒，用於各種熱性病。	適用各種熱性病，如身熱、發疹、發斑、熱毒瘡癤、咽喉腫痛等症。

▶簡單好用法
可以將金銀花泡茶飲用。

▶材料替換
金銀花要密封保存，注意防黴、防蛀。

絲瓜	蓮藕	魚腥草
具有清熱解毒、消腫止痛、解毒通便、祛風化痰、潤肌美容等功效。	生蓮藕還具有清熱生津與涼血散瘀等功效。	可清熱解毒、排膿消癰、利尿通淋，輔治熱淋、肺癰吐膿、痰熱喘咳、喉嚨腫痛、熱痢、癰腫瘡毒。

 對症實用偏方

金銀花菊花飲

材料：金銀花、菊花、桔梗、甘草各適量。
用法：將金銀花、菊花、桔梗和甘草加水煮沸 10 分鐘，放涼，當茶飲。
功效：可治療咽喉炎和扁桃體炎

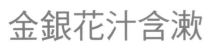

金銀花汁含漱

材料：金銀花 2 匙
用法：將金銀花放入鍋內，加入適量水，煎煮 10 分鐘，去渣取汁。待涼後含漱。每天早晚各 1 次。
功效：治療因上火引起的咽喉腫痛

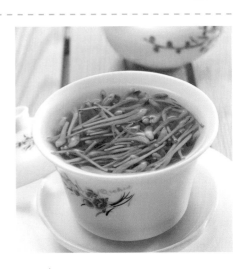

含服藕節

材料：生藕節、鹽各適量。

用法：將生藕節去鬚根洗淨，用鹽醃 2 周。用時取藕節，以開水沖洗後含服。每次含服 1 小塊，每日 2 次。

功效：輔治急性咽喉炎

鮮榨絲瓜汁

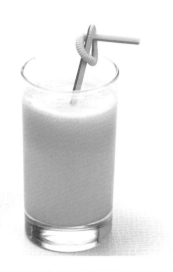

材料：絲瓜 3 條，白糖適量。

用法：將絲瓜洗淨切片，放榨汁機中榨汁，過濾裝杯，加白糖調勻。每次 1 匙，每天 3 次。

功效：輔治急性咽炎引起的喉嚨腫痛

雪梨蓮藕汁

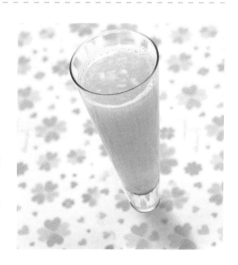

材料：蓮藕半根，梨 1 個。

用法：將蓮藕去皮後洗淨，榨汁，過濾裝杯；梨洗淨，去核後切塊，榨汁，過濾裝杯；各取半杯藕汁和梨汁混合均勻，服用即可。

功效：輔治上焦痰熱、口乾咳嗽。

咳嗽

遠離辛辣刺激食物，增強體質

 症狀表現 咳嗽症狀表現一般是發燒、喉嚨有痰、咽喉痛、聲音沙啞、胸痛等。

 症狀原因 咳嗽是人體清除呼吸道內的分泌物，或異物的保護性呼吸反射動作。咳嗽是呼吸系統疾病的主要症狀，如咳嗽無痰或痰量很少為乾咳，常見於急性咽喉炎、支氣管炎初；急性驟然發生的咳嗽，多見於支氣管內異物；長期慢性咳嗽，多見於慢性支氣管炎、肺結核等。

專家飲食指導

咳嗽時不要食用辣椒、蒜、咖哩、胡椒、濃茶、酒等辛辣刺激性的食品，同時，也不宜吸煙、不宜食用生冷瓜果等，以免加重病情。

專家生活指導

平時要加強鍛煉，多進行戶外活動，提高身體抗病能力。氣候轉變時及時增減衣服，防止過冷或過熱。經常開窗，保持空氣流通。咳嗽時要讓身體及喉嚨充分休息。如果久咳不癒，一定要及時就醫。

 對症明星食材推薦

食材名稱	使用注意	功效	適用對象
雪梨 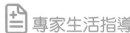	有脾胃虛寒者與腹部冷痛和血虛者不可多吃。	具生津潤燥、清熱化痰、養血生肌功效，對急性氣管炎和上呼吸道感染患者出現的咽喉乾癢痛、音啞、痰稠、便祕、尿赤均有效。	適合咳嗽、咽喉乾癢與便祕跟高血壓、肝炎和肝硬化等患者食用。

▶簡單好用法
雪梨可以直接生吃，也可以用雪梨和冰糖燉湯飲用，輔治肺燥咳嗽、乾咳無痰、咳痰帶血等症。

▶材料替換
雪梨可以換成其他的貢梨等，也有潤肺止咳作用。

✔ 其他對症食材推薦

橘子	絲瓜	白蘿蔔	豆漿	百合
	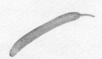			
可化痰止咳，火烤橘子對支氣管有擴張作用，可緩解咳嗽。	具除熱利腸、祛風化痰、涼血解毒、通經絡、活血脈、下乳汁的功效，還可輔治鼻竇炎、咳嗽、水腫、大小便帶血、奶水不通、斑禿等疾病。	具下氣和消食、除積潤肺、解毒生津、利尿通便的功效。輔治肺痿、肺熱、便祕、吐血、氣脹、食滯、消化不良、痰多、大小便不通暢、酒精中毒等症。	富含植物蛋白和磷脂，還有維生素 B1、B2 與煙酸跟鐵和鈣等營養成分，具有補虛止咳、清熱化痰功效。	具養陰潤肺、清心安神的功效，可潤肺止咳，用於陰虛肺燥有熱之乾咳少痰、咳血等症。

 對症實用偏方

秋梨百合膏

材料：梨 4 個，款冬花、百合、麥門冬、川貝母各 30 克，蜂蜜適量。
用法：梨削去皮，切小塊，用榨汁機榨汁；款冬花、百合、麥門冬、川貝母放鍋內，加水煎煮，去渣取汁，共 3 次，合併汁液，加梨汁，以小火煎熬濃縮至黏稠如膏，加蜂蜜，加熱至沸，停火待冷，裝瓶備用。
功效：潤肺下氣、止咳化痰，適合咳嗽患者食用。

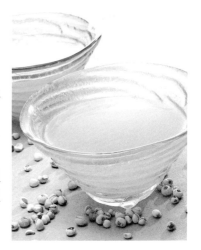

烤橘子

材料：橘子 1 個
用法：將橘子洗淨擦乾，靠近爐火不斷翻動，待橘皮變乾微焦後，稍冷即食。
功效：主要用於外感咳嗽

白蘿蔔大棗蜂蜜飲

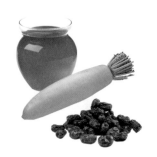

材料：白蘿蔔 5 片，生薑 3 片， 大棗 3 個，蜂蜜 30 克。

用法：將白蘿蔔、生薑、大棗加水同煮，煮沸半小時後取汁加蜂蜜，再次煮沸，溫服，每日 1～2 次。

功效：具有祛風止咳的功效，可用於風寒咳嗽。

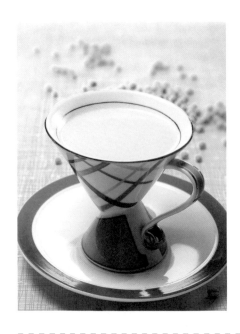

自製黃豆豆漿

材料：黃豆 1 杯（豆漿機自帶量杯），白糖適量。

用法：將黃豆洗淨，提前浸泡 3 小時，放入全自動家用豆漿機杯中，加水至上下水位線之間，選擇濕豆豆漿，待豆漿製成，過濾裝杯，加入白糖攪拌均勻即成。每天清晨空腹飲 1 杯。

功效：適用於咳嗽、氣喘者。

百合蜜茶

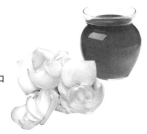

材料：百合 60 克，蜂蜜 30 克。

用法：將百合洗淨晾乾，與蜂蜜一起拌勻，放鍋中隔水蒸熟服用，每日 3～5 次。

功效：具有潤肺止咳、清心安神的功效。

感冒

保有充足睡眠，忌食生冷、油膩

症狀表現
普通感冒起病較急，早期症狀有咽部乾癢或灼熱感、噴嚏、鼻塞、流涕，開始為清水樣鼻涕，2～3天後變稠；可伴有咽痛；一般無發熱及全身症狀，或僅有低熱、頭痛，經5～7天即可痊癒。

症狀原因
感冒總體上分普通感冒和流行性感冒。普通感冒是由多種病毒引起的一種呼吸道常見病，其中30%～50%是由某種血清型鼻病毒引起。流行性感冒是由流感病毒引起的急性呼吸道傳染病。病毒存在於患者的呼吸道中，可通過飛沫傳染給別人。

🍲 專家飲食指導

感冒後要禁食生冷、油膩的食物，盡量不吃或少吃雞肉、鴨肉、豬肉、羊肉及蝦、蟹、滋補類的中藥等。要多喝水，攝入均衡的營養，多吃富含維生素的蔬果和富含蛋白質的食物。

📋 專家生活指導

感冒初期盡量不要運動，以免病情加重。保持空氣流通，保持充足的睡眠，注意休息。

✔ 對症明星食材推薦

食材名稱	使用注意	功效	適用對象
金銀花	有脾胃虛寒及瘡瘍屬陰症者慎服，不可以飲用過多。	金銀花具有宣散風熱、清熱解毒的功效，可用於各種熱性病，如身熱、發疹、發斑、熱毒瘡癤、咽喉腫痛等症，均效果顯著。	適合感冒發燒、咽喉腫痛、有熱毒的患者食用。

▶簡單好用法
可將金銀花直接泡茶飲用。

▶材料替換
可以用菊花代替金銀花泡茶。

羌活	薄荷	香菜（芫荽）	生薑
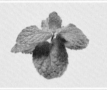			
具有溫腎助陽、納氣止瀉的功效，可用於陽痿遺精、遺尿尿頻、腰膝冷痛、腎虛作喘等症。外用治白癜風、斑禿、外感風寒、頭痛無汗、浮腫、瘡瘍腫毒等。	有發汗解熱與抗炎跟健胃等功效，可治流行性感冒、頭疼、目赤、身熱、咽喉腫痛等症。外用可治神經痛、皮膚搔癢、皮疹和濕疹等。	中醫認為，香菜（芫荽）性溫味甘，能健胃消食與發汗透疹跟利尿通便和祛風解毒。	具解表、發散風寒、除濕消痞、止咳祛痰的功效，可用於感冒發燒等症狀。

 對症實用偏方

自製感冒茶

材料：羌活 30 克，黃芩 15 克，白芷 12 克。

用法：羌活、黃芩、白芷一同放杯中，用沸水沖泡後飲用。每日 1 劑，代茶溫服。

功效：祛風散寒、緩解感冒，適用於外感風寒、頭痛身疼、鼻塞流涕等症。

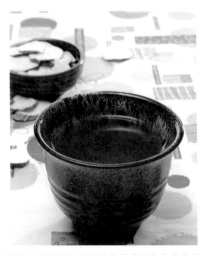

金銀花薄荷飲

材料：金銀花 20 克，薄荷 5 克，蜂蜜少量。

功效：具有清肺化痰的功效，適用於風熱感冒、風熱咳嗽等症。

用法：將金銀花與薄荷放鍋內煎汁，過濾出茶湯，加蜂蜜調勻，飲用即可。

薄荷粥

材料：薄荷 15 克，白米 60 克，冰糖適量。

用法：將薄荷煎取藥汁，放涼；白米淘洗淨，
　　　熬成粥，加薄荷汁及冰糖調勻飲用。

功效：具有辛涼解表的功效，輔治風熱型感冒，
　　　最適宜新感風熱者。

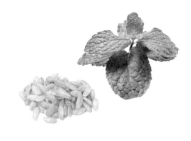

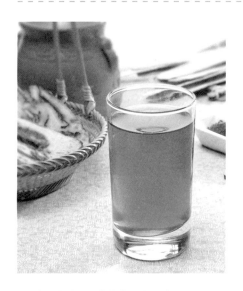

生薑紅糖水

材料：生薑 15 ～ 30 克，紅糖 20 克。

用法：將生薑洗淨後切成片，加入紅糖
　　　煎煮，趁熱飲用。每次建議服用
　　　50 ～ 100 毫升，服後蓋被至微
　　　出汗。

功效：散寒祛風。用於小兒風寒感冒之
　　　畏寒、頭痛、鼻塞、流清涕等。

黃豆香菜（芫荽）湯

材料：黃豆 100 克，香菜（芫荽）30 克，鹽適量。

用法：黃豆洗淨後瀝乾；香菜（芫荽）洗淨，切段，
　　　鍋內注入適量清水，加入黃豆煮 15 分鐘，
　　　加入香菜（芫荽），再煮 15 分鐘，取汁，
　　　加少許鹽調味即成。

功效：用於輔助治療流行性感冒

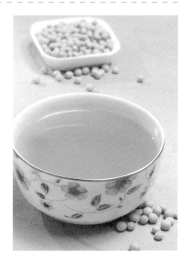

發燒

遠離酒精、咖啡因，及時補充礦物質

症狀表現
一般來說，腋窩溫度高於 37.2℃ 即為發燒。發燒的同時常伴有頭昏、頭暈、頭痛、乏力、食欲減退等症狀，重度發燒時會出現痙攣、虛脫甚至神智失常。普通發燒不必驚慌，但是對不明原因的發燒，最好去正規醫院做詳細檢查，明確病因，對症治療。

症狀原因
發燒本身不是疾病，而是一種症狀。其實，它是體內抵抗感染的機制之一。是白血球在與病毒的戰鬥中發出的熱量的聚集。發燒本身可由多種疾病如感染、腫瘤、自身免疫病和血液病等引起。

 專家飲食指導

平時以及發燒期間一定要多喝富含維生素和礦物質的果汁等及時補充體液；避免攝入咖啡因和酒精，飲食清淡，多吃水果和蔬菜，適量補充蛋白質。

 專家生活指導

平時要注意穿衣適量，根據天氣狀況及時增減衣物。定期向醫生詢問自己的身體狀況，提高抵抗力。發燒時，可以採用冷敷、熱敷、擦拭身體、泡澡等物理方法降溫。

✔對症明星食材推薦

食材名稱	使用注意	功效	適用對象
魚腥草	魚腥草的根、莖和葉都可以食用。脾虛、痰濕氣滯的人不宜食用。不宜過量食用。	魚腥草有清熱解毒、利水通淋、消癰排膿、消炎抗感染、利尿消腫等功效。	適合發燒與咳嗽和肺炎以及其他炎症患者食用。

▶簡單好用法
可用乾魚腥草洗淨後，直接放茶壺中，沖入沸水浸泡 10 分鐘飲用。

▶醫生叮囑
魚腥草茶不宜常飲，《名醫別錄》中提到，多食魚腥草易使人氣喘。

✔ 其他對症食材推薦

生薑	蔥	蓮藕	白蘿蔔	薄荷

具發汗解表和溫肺止咳與解毒功效，可治外感風寒跟胃寒嘔吐、風寒咳嗽和感冒發熱與腹痛腹瀉等症。陰虛、內有實熱、痔瘡者忌用。高血壓患者不宜多食。	具散寒健胃和發汗解表與去痰跟殺菌功效。輔治風寒感冒和癰腫瘡毒、寒凝腹痛與小便不利等症。宜傷風感冒、發熱無汗、頭痛鼻塞者食用。表虛多汗、自汗者不宜食用。	含豐富碳水化合物與維生素C及鈣和磷與鐵等多種營養成分，有清熱涼血作用，並能增強人體免疫力。	具清熱生津和涼血止血與下氣寬中跟開胃健脾。脾虛泄瀉者慎食；胃潰瘍和十二指腸潰瘍、慢性胃炎、單純性甲狀腺腫、先兆流產、子宮脫垂等忌食。	用於風熱感冒或溫病初起、發熱頭昏與微惡風寒、外感風熱和頭痛目赤、咽喉腫痛與肝氣鬱滯。陰虛血燥、肝陽偏亢和表虛汗多者忌服。

 對症實用偏方

蓮藕蘋果檸檬汁

材料：蓮藕 150 克，蘋果 1 個，檸檬半個。
用法：將蓮藕洗乾淨，切成小塊；將蘋果洗淨去皮，切成小塊；檸檬切成小片。將三者放入榨汁機內榨成汁即可。
功效：改善感冒引起的發燒、喉嚨痛等症狀。

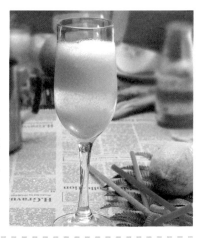

魚腥草汁

材料：鮮魚腥草 500 克
用法：將魚腥草擇去雜質，用清水洗淨，瀝乾水，再用冷水浸泡 2 小時，放入鍋中，煎煮，去渣取汁飲用即可。
功效：輔治帶有膿痰性的咳嗽煩渴、虛勞發燒。

白蘿蔔生薑蔥白湯

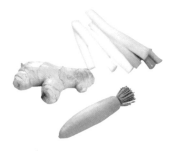

材料：白蘿蔔 150 克，蔥白 15 克，生薑 10 克。

用法：將白蘿蔔、生薑、蔥白均洗淨切片，放入鍋中，
　　　添入適量水煎服。

功效：解表散寒、發汗退熱，輔治感冒發燒、畏寒、
　　　咳嗽痰多。

可樂生薑汁

材料：生薑 10 克，可樂 1 公升。

用法：將生薑洗淨，去皮切成絲；鍋內倒入可樂，放入生薑絲，用中火煮
　　　至沸騰，小火繼續煮 2 ～ 3 分鐘，或煮至薑絲的辛辣味消失。趁熱
　　　飲用，每日 3 次，每次 1 杯。

功效：薑可以驅寒，可樂能夠止咳且可調和薑的味道。適用於風寒感冒引
　　　起的發燒。

薄荷薑茶

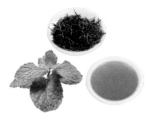

材料：茶葉 6 克，薄荷葉 3 克，薑汁半匙，白糖適量。

用法：將薄荷葉、茶葉放入大碗中，沖入大半碗沸水，
　　　再加入薑汁、白糖攪勻，每天服用 1 ～ 2 次。

功效：輔治風寒發熱、咳嗽咽痛。

核桃蔥薑茶

材料：核桃仁、蔥白、生薑各 25 克，茶葉 15 克。

用法：將核桃仁、蔥白、生薑共搗爛，與茶葉一同放入砂鍋內，加水一碗
　　　半煎煮。去渣一次服下，蓋棉被臥床發汗即可。

功效：解表散寒、發汗退熱，輔治發燒、頭痛無汗等症。

口腔潰瘍

注意口腔衛生，遠離辛辣、燥熱食物

症狀表現　初起病變處敏感或出現針尖樣大小或稍大的充血區，短期內即形成直徑 2～4 毫米、圓形或橢圓形邊界清晰的淺小潰瘍。中心微凹陷，表面覆有一層淡黃色假膜，潰瘍周圍黏膜充血呈紅暈狀。潰瘍數目一般為 2～3 個。潰瘍形成後有較劇烈的燒灼痛。

症狀原因　普通感冒、消化不良、精神緊張、鬱悶不樂、遺傳等都可能引起口腔潰瘍。另外，還與一些疾病有關，如消化系統疾病：胃潰瘍、十二指腸潰瘍、慢性或遷延性肝炎、結腸炎等。此外，還與偏食、發熱、睡眠不足、過度疲勞、月經週期改變等有關。

專家飲食指導

口腔潰瘍患者可多吃富含維生素、鋅的食物，以促進創面癒合，如牡蠣、動物肝臟等；忌食辛辣、溫熱、香燥、動火食物，以免加劇疼痛，使潰瘍面進一步擴大。

專家生活指導

平時要注意口腔衛生，常用淡鹽水漱口，經常濕潤口腔，避免口腔乾燥，避免損傷口腔黏膜。保持心情舒暢，保證充足睡眠，避免過度疲勞。養成定時排便，防止便祕。

✔ 對症明星食材推薦

食材名稱	使用注意	功效	適用對象
苦瓜	有胃虛寒者不宜食用。孕婦也不宜大量吃苦瓜。	有清熱祛暑和利尿涼血與解勞清心之功效。苦瓜含生物鹼類物質有利尿活血與消炎退熱和清心明目功效。	適宜上火、口腔潰瘍、糖尿病、癌症、痱子等患者食用。

▶簡單好用法
可以將鮮苦瓜換成苦瓜乾，沖入沸水代茶飲用即可。

▶材料替換
苦瓜茶不宜過量飲用。

白蘿蔔	蓮藕	蜂蜜	雞蛋殼內膜
具有清熱生津和涼血止血、下氣寬中與消食化滯跟開胃等功效。脾虛泄瀉者慎食；胃潰瘍、十二指腸潰瘍、慢性胃炎、單純性甲狀腺腫、先兆流產、子宮脫垂等患者忌食。	能清熱生津與涼血止血跟散瘀血和止嘔渴。脾虛胃寒者和易腹瀉者不宜食用生藕。	具有滅菌效果，常食蜂蜜，可改善口腔內環境，消炎抗菌。在處理傷口時，將蜂蜜塗於患處，可減輕疼痛，促進傷口癒合，防止感染。	雞蛋殼內膜中含有角蛋白，膜的內面附著有黏蛋白，可以很好地保護潰瘍面，促進潰瘍癒合。

 對症實用偏方

苦瓜茶

材料：鮮苦瓜 160 克（乾品 80 克）
用法：將鮮苦瓜放入杯中，開水沖泡，代茶飲。
　　　一日 1 劑，一般連用 3 ～ 5 日可顯效。
功效：可輔治口腔潰瘍

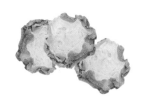

雞蛋殼內膜貼敷

材料：雞蛋 1 個
用法：將雞蛋的一端打開，倒入蛋液，用消過毒的鑷子輕輕拉出裡面的雞蛋殼內膜，剪至潰瘍面大小的圓片，立即貼用。每天貼 3 次，一般貼 3 ～ 4 天即可癒合。
功效：適用於輕度口腔潰瘍

白蘿蔔藕汁含漱

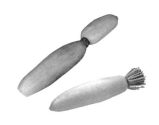

材料：白蘿蔔 1 根，鮮藕適量。
用法：將蘿蔔與藕洗淨，切塊，一起放入榨汁機中榨成汁。漱口，每天 3 次，連用 4 天即可見效。
功效：適合陰虛火旺引起的口腔潰瘍

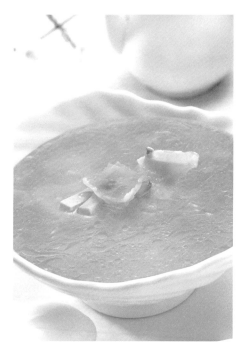

苦瓜豆腐湯

材料：豆腐 400 克，苦瓜 150 克，鹽、澱粉、香油各適量。
用法：苦瓜洗淨切片，豆腐洗淨切塊，澱粉加水適量調勻成水澱粉。鍋內注油燒熱，放入苦瓜片翻炒數下，加入沸水，放入豆腐塊，煮沸後用鹽調味，出鍋前加少許水澱粉勾芡，淋幾滴香油即成。佐餐食用，每日 1 次。
功效：苦瓜所含的生物鹼類物質，有利尿活血、消炎退熱、清心明目的功效；苦瓜豆腐湯可清熱解毒，能有效緩解口腔潰瘍患者之痛。

可可粉蜂蜜糊

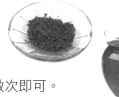

材料：可可粉、蜂蜜各適量。
用法：將可可粉、蜂蜜調勻成糊，頻頻含咽，每日數次即可。
功效：具有清熱、殺菌的功效，可輔治口腔炎、口腔潰瘍等。

哮喘

忌食寒涼生冷、海腥、刺激食物，做好保暖

症狀表現　哮喘患者的常見症狀是發作性的喘息、呼氣急促、氣急、胸悶或咳嗽等症狀，很多患者在哮喘發作時自己可聞及喘鳴音。少數患者還可能以胸痛為主要表現。

症狀原因　哮喘發病的因素包括遺傳因素和環境因素兩個方面。遺傳因素在很多患者身上都可以體現出來。大多數哮喘患者屬於過敏體質，本身可能伴有過敏性鼻炎和特異性皮炎，或者對常見的經空氣傳播的變應原如蟎蟲、花粉、寵物、黴菌等等、某些食物如堅果、牛奶、花生、海鮮類等等以及藥物過敏等。

專家飲食指導

哮喘患者要忌食寒涼生冷以及海腥類食物；限鹽，少吃辛辣、煎炸等刺激性油膩食物。飲食要清淡。另外，對於已經查明確實會引起哮喘發作或可疑的有關食品要盡量避免食用。

專家生活指導

哮喘患者要注意保暖，尤其天氣變化大的季節更要注意。在穿衣上，盡量避免純毛、羊絨材質或由動物皮毛直接做的衣物，貼身衣物不要選化纖類，衣服也不要太緊。

✔ 對症明星食材推薦

食材名稱	使用注意	功效	適用對象
豬肺	有便祕與痔瘡患者不可以多食。	性平味甘，有止咳與止血跟補虛和潤肺的作用。	適合老年性哮喘以及肺虛久咳、肺痿咯血人群。

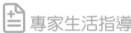

▶簡單好用法
可以用豬肺和杏仁煮粥，效果也很好。

▶材料替換
將杏仁換白果，與豬肺、白米煮粥，益肺、化痰、止咳，用於輔治慢性咳嗽、哮喘或稍受涼即咳者，效果頗佳。

✔ 其他對症食材推薦

杏仁	百部	柚子皮	百合
	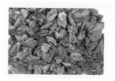	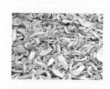	

宣肺止咳和降氣平喘與潤腸通便跟殺蟲解毒。輔治咳嗽、喘促胸滿、喉痺咽痛跟腸燥便祕與蟲毒瘡瘍，為治咳喘的要藥。

具有潤肺止咳、殺蟲的功效，可用於治療陰虛骨蒸煩熱的肺癆咳嗽、肺結核、百日咳、慢性氣管炎等症。

具有潤肺清腸和補血健脾等功效，常食有幫助消化跟除痰止渴、理氣散結的作用。

中醫認為百合具有潤肺止咳、清心安神的作用，特別適合養肺、養胃的人食用。

 ## 對症實用偏方

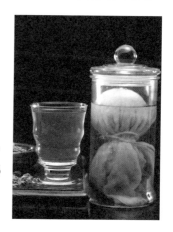

百部酒

材料：百部 120 克，米酒 1.5 公升。
用法：百部除去鬚根，洗淨，潤透後切碎，研為粗末，用布袋裝，將布袋浸泡於米酒內，密封，15 天後服用即可。每次 15 毫升，一日 3 次。
功效：能潤肺止咳，可治療慢性氣管炎及哮喘等。

杏仁豬肺粥

材料：杏仁 10 克，豬肺 90 克，白米 60 克，鹽少許。
用法：將杏仁去皮尖，洗淨；豬肺洗淨切塊，漂洗乾淨。將洗淨的白米、杏仁、豬肺加水，以小火煮成粥，用鹽調味即可。
功效：具宣肺降氣、化痰止咳的功效，適用於痰飲內盛所致的哮喘。

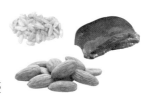

肝功能異常

低脂高纖維飲食，樂觀不易怒

症狀表現　肝功能異常的表現可能出現消化功能障礙，致食欲減退、厭油、噁心等；肝細胞損害，可致乏力、易倦、思睡；膽色素代謝異常可致黃疸；脂肪代謝障礙可形成脂肪肝。

症狀原因　肝功能異常是指當肝臟受到某些致病因素的損害，可以引起肝臟形態結構的破壞和肝功能的代謝異常。如果損害比較嚴重而且廣泛，會引起明顯的物質代謝障礙、解毒功能降低、膽汁的形成和排泄障礙及出血傾向等。

專家飲食指導

要注意合理飲食，減少高膽固醇食物的攝入。要多吃富含膳食纖維的食物，多吃魚、大豆製品、橄欖油、新鮮蔬果，同時需要攝入足量的維生素 C。

專家生活指導

中醫認為怒傷肝，肝臟受損、肝功能異常者一定要心情開朗，心態要平和，制怒不生氣，否則會肝氣鬱結、肝火上升，加重肝病。同時要保證休息，不可亂服藥，並要定期檢查。

✔對症明星食材推薦

食材名稱	使用注意	功效	適用對象
甘草	濕盛脹滿與浮腫者不宜用。反大戟和芫花跟甘遂與海藻。不宜久服，不可與鯉魚同食。	補脾益氣、清熱解毒、祛痰止咳、緩急止痛、調和諸藥。具有抗炎、抗病毒、保肝解毒及增強免疫功能等作用。	適宜肝功能異常、胃潰瘍、十二指腸潰瘍、神經衰弱、支氣管哮喘、血栓靜脈炎等患者食用。

▶簡單好用法
可將甘草泡茶，放保溫杯中，隨時攜帶飲用。

▶醫生叮嚀
長期服用甘草，容易引起血壓升高、身體水腫，所以此方不適宜高血壓、腎功能損害的患者。

✔ **其他對症食材推薦**

泥鰍	柚子	玫瑰花
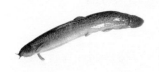		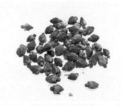

補益脾腎與利水跟解毒。適合脾虛瀉痢、熱病口渴、消渴與小兒盜汗水腫、小便不利跟病毒性肝炎、痔瘡、疔瘡和皮膚搔癢等症。

理氣消食、化痰和中，可調節肝臟的解毒功能。

《本草正文》中道：「玫瑰花，清而不濁，和而不猛，柔肝醒胃，疏氣活血，宣通窒滯而絕無辛溫剛燥之弊。」

 對症實用偏方

生滾泥鰍粥

材料：鮮活泥鰍 200 克，白米 150 克，花生米 50 克，香菜（芫荽）末、蔥花、鹽各適量。

用法：白米洗淨，加少許鹽拌勻；鍋內添水燒沸，放入白米、花生米熬煮；泥鰍製淨，用少許鹽拌勻；待粥快煮好時，下入拌好的泥鰍滾沸，撒上香菜（芫荽）末及蔥花即成。

功效：泥鰍富含蛋白質，有多種維生素，具藥用價值。此粥可解毒保肝、祛風壯陽。

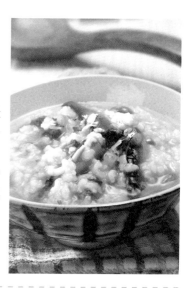

甘草茶

材料：甘草 20 克

用法：將甘草放入杯中，沖入沸水，代茶飲用。

功效：輔治肝功能異常、慢性 B 型肝炎。

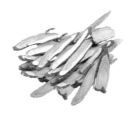

脂肪肝

遠離動物性食品，保持適宜體重

症狀表現
脂肪肝早期無症狀。輕度脂肪肝僅有疲乏感，中重度脂肪肝有類似慢性肝炎表現，伴有食欲不振、疲倦乏力、腹脹、噯氣、噁心、嘔吐、體重減輕、肝區或右上腹脹滿隱痛等感覺。

症狀原因
脂肪肝是指由各種原因引起的肝細胞內脂肪堆積過多的病變。肥胖、過量飲酒、糖尿病是脂肪肝的三大主要病因。脂肪肝多發於肥胖者、過量飲酒者、高脂飲食者、少動者、慢性肝病患者及中老年內分泌紊亂患者。

 專家飲食指導

要調整飲食結構，提倡高蛋白質、高維生素、低糖、低脂肪飲食。不吃或少吃動物性脂肪、甜食，多吃蔬菜、水果等富含纖維素的食物。不吃零食，睡前不加餐。

 專家生活指導

平時要適當增加運動，促進體內脂肪消耗。每天跑步至少 6 公里才能達到減肥效果。同時，還可以進行仰臥起坐或用健身器械輔助鍛煉等。

✔ 對症明星食材推薦

食材名稱	使用注意	功效	適用對象
山楂	胃潰瘍、十二指腸潰瘍、胃酸過多的患者，不宜吃山楂等含有機酸過多的水果，以免損傷胃黏膜，加重病情。孕婦忌食。	山楂除了開胃消食外，還具有擴張血管、降低血脂、降低血壓、強心和抗心律不齊等作用。	適用於氣滯型脂肪肝。

▶簡單好用法
可先將山楂泡好，放保溫杯中隨身攜帶，隨時飲用。

▶材料替換
也可將鮮山楂換成山楂乾，功效一樣顯著。

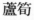 其他對症食材推薦

陳皮	玫瑰花	蘆筍	黃豆	絞股藍
	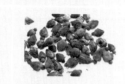			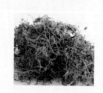
理氣健脾、燥濕化痰、散肝鬱、降肝火、溫化寒濕,用於胸脘脹滿、食少吐瀉、咳嗽痰多。	《本草正文》中道:「玫瑰花,清而不濁,和而不猛,柔肝醒胃,疏氣活血,宣通窒滯而絕無辛溫剛燥之弊。」	又叫做露筍與龍鬚菜,對治療肝功能障礙有促進作用。	黃豆中不飽和脂肪酸和大豆卵磷脂能保持血管彈性並健腦,還利肝保精力充沛。	益氣健脾跟化痰止咳與清熱解毒,輔治體虛乏力、虛勞失精和白細胞減少症、高脂血症、病毒性肝炎、慢性胃腸炎與慢性氣管炎。

 對症實用偏方

山楂陳皮飲

材料:鮮山楂 30 克,陳皮 6 克。
用法:將山楂去蒂、核,洗淨、切片,與陳皮一起放入大杯中,用沸水沖泡,加蓋悶 15 分鐘,飲用即可。可連續沖泡 3 ～ 5 次,當日服完,山楂片也可以一道嚼食嚥下。
功效:具有消食導滯、祛瘀降脂的功效,適用於氣滯血瘀型脂肪肝。

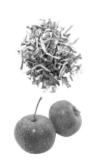

海帶絞股藍湯

材料:海帶、絞股藍各 50 克,生山楂 30 克,澤瀉、草決明各 20 克。
用法:將海帶洗淨切絲,放入鍋中,加入絞股藍、澤瀉、草決明、生山楂,加水適量煎服,一日一劑連用 3 ～ 6 個月。
功效:適於脂肪肝患者食用

玫瑰糕

材料：白米粉、糯米粉各 250 克，玫瑰醬 100 克，白糖適量。

用法：將白米粉和糯米粉拌勻。白糖用水化開，加玫瑰醬調勻；將糖水慢慢倒入粉內，迅速拌勻，使粉呈透明色糕粉狀，用糕模定型，用大火蒸15 分鐘，酌量食用。

功效：疏肝理氣，適用於氣滯型脂肪肝。

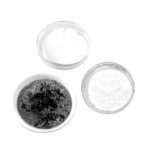

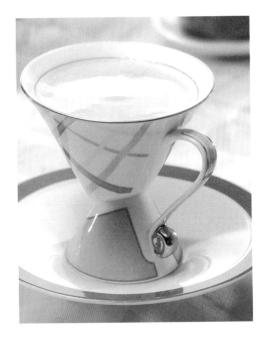

蘆筍山藥豆漿

材料：乾黃豆 35 克（約 1/3 量杯），鮮蘆筍 30 克，鮮山藥 10 克，白糖適量。

用法：乾黃豆用水浸泡 6 ～ 8 小時，撈出洗淨；蘆筍洗淨切段；山藥去皮切粒。將上述食材放入全自動豆漿機中，加水至上下水位線間，接通電源，按「五穀豆漿」鍵，待漿成濾出，加入白糖調味即可。

功效：能養肝護肝，強身健體，防治脂肪肝。

陳皮二紅飲

材料：陳皮、紅花各 6 克，紅棗（去核）5 個。
用法：將陳皮、紅花、紅棗用水煎，取汁代茶飲。
功效：活血化瘀、行氣化痰，適用於氣滯血瘀型脂肪肝。

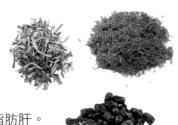

肝炎

飲食合理搭配，心情保持愉悅

 症狀表現　肝炎的早期症狀及表現有食欲減退、消化功能差、進食後腹脹、沒有饑餓感；厭吃油膩食物，如果進食便會引起噁心、嘔吐，活動後易感疲倦、發熱，出現肝區隱痛、肝區腫脹等。

 症狀原因　肝炎是肝臟的炎症。具多種致病因素，如病毒、細菌、寄生蟲、化學毒物、藥物和酒精等侵害肝臟，使肝臟細胞受到破壞，肝臟功能受到損害，引起身體一系列不適症狀以及肝功能指標的異常。

 專家飲食指導

患者要根據自己的病情合理飲食，要低脂肪、低糖、高營養、高維生素飲食，注重一日三餐的合理搭配，軟硬適宜，清淡飲食，控制水、鈉的攝入。

 專家生活指導

平時應注意勞逸結合，保持心情舒暢；要進行適當的鍛煉（以不疲勞為原則），以增強身體的免疫力，同時還要保證充分的休息。

✔對症明星食材推薦

食材名稱	使用注意	功效	適用對象
蒲公英	陽虛外寒、脾胃虛弱者忌用。	用於上呼吸道感染、眼結膜炎、流行性腮腺炎、乳癰腫痛、胃炎、痢疾、肝炎、膽囊炎、急性闌尾炎、尿路感染等各種炎症。	適合肝炎、膽囊炎、尿路肝炎等各種炎症患者。

▶簡單好用法
可以直接用蒲公英和金銀花泡茶飲用。

▶材料替換
也可以直接將蒲公英、金銀花與白米一起煮粥。

白芍	枸杞	酸棗
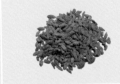		
具有補血柔肝、平肝止痛、斂陰收汗等功效，適用於陰虛發熱、月經不調、胸腹脅肋疼痛、四肢攣急、瀉痢腹痛、自汗盜汗、崩漏、帶下等症。	適宜肝腎陰虧、腰膝酸軟和頭暈、健忘與目眩、目昏多淚、消渴跟遺精等病症。	具有補肝、寧心、斂汗、生津的功效；輔治虛煩不眠、驚悸多夢、體虛多汗、津虛口渴等症。

 對症實用偏方

養血柔肝茶

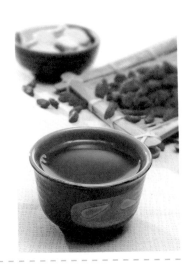

材料：枸杞 5 克，白芍、綠茶各 3 克，冰糖 10 克。

用法：枸杞洗淨，與白芍、綠茶、冰糖一同放入杯子中，加入開水沖泡後飲用。可沖飲至味淡。

功效：養血柔肝。適用肝腎精血不足所致的慢性肝炎、肝硬化衄血；陰虛陽亢所致的頭暈目眩、心悸、不寐，以及更年期綜合症等。

蒲公英粥

材料：蒲公英 60 克，金銀花 30 克，白米 50 克。

用法：將蒲公英、金銀花以水煎煮，去渣取汁，再將淘洗乾淨的白米與藥汁同煮為粥。溫熱服用，每日 2 次。

功效：清熱解毒，適用於肝炎、膽囊炎等症。

肝硬化

飲食營養，遠離辛辣、刺激，保持良好情緒

症狀表現 臨床上有多系統受累，以肝功能損害和門靜脈高壓為主要表現，晚期常出現消化道出血、肝性腦病、繼發感染等嚴重併發症。肝功能減退表現為疲乏無力、體重下降、食欲不振，伴噁心、腹脹、腹瀉、雙脅脹痛或腹痛、消化性潰瘍及出血等。

症狀原因 肝硬化是一種以肝組織彌漫性纖維化，假小葉和再生結節形成為特徵的慢性肝病。病因很多，在我國以病毒性肝炎所致肝硬化為主。常見病因有病毒性肝炎、酒精中毒、膽汁淤積、循環障礙、工業毒物或藥物、代謝障礙、營養障礙、免疫紊亂、血吸蟲感染等。

專家飲食指導

要供給豐富的營養，增強身體抵抗能力，促進肝細胞修復再生及肝功能恢復。飲食應高熱能、高蛋白、高維生素、適量脂肪。食物應柔軟。忌食辛辣刺激性食物，嚴禁飲酒。

專家生活指導

患者要保持良好情緒。肝硬化活動期需要絕對休息，恢復期則宜加強適度的鍛煉活動，以增強身體的抵抗力。飯後不宜運動，宜節制性生活，入浴時間不宜過長，更要避免桑拿浴。

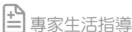

✔ 對症明星食材推薦

食材名稱	使用注意	功效	適用對象
柚子	氣虛體弱人不宜多食。柚子有滑腸之效，故腹部寒冷、常腹瀉者宜少食。	柚子能理氣消食、化痰和中，可調節肝臟的解毒作用。	消化不良、慢性支氣管炎和咳嗽、痰多氣喘與肝硬化者食用。

▶醫生叮嚀
做陳皮柚子飲時，凡內熱者紅糖宜少放，或改用白糖。

▶材料替換
在做柚子飲時，陳皮也可以用鮮橘皮代替。

✔ 其他對症食材推薦

蒲公英	鯽魚	紅豆	李子
清熱解毒與消癰散結，輔治上呼吸道感染跟眼結膜炎、流行性腮腺炎、痢疾、肝炎膽囊炎、急性闌尾炎、泌尿系感染、盆腔炎、癰癤疔瘡、咽炎等症。	益氣補脾與利尿消腫、清熱解毒跟通絡下乳。	性平、味甘酸，能利水除濕與退黃解毒和血排濃。	具清肝滌熱與生津和中、疏肝利水跟滋陰的功效。

✎ 對症實用偏方

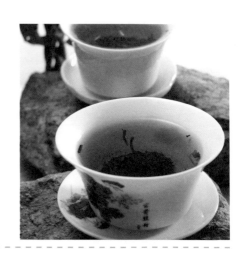

蒲公英茶

材料：蒲公英乾品 10 克，冰糖適量。

用法：將蒲公英放入杯中，沖入開水，浸泡片刻，加冰糖調味即可。

功效：清熱解毒、利尿通淋、消腫散結，還可預防感冒和肝硬化。

陳皮柚子飲

材料：柚子 1 個，陳皮 9 克，紅糖適量。

用法：將柚子去皮、核，榨成汁；陳皮洗淨，與紅糖、柚子汁、水一同煎煮，取汁，每日 1 劑。

功效：具有補中緩肝、活血化瘀、理氣消食的功效，適用於肝硬化所致的脘悶痞滿、食少口臭者。

膽囊炎

適當鍛煉身體，忌暴飲暴食

症狀表現 大多數患者會出現噁心和嘔吐，但嘔吐一般並不劇烈。患者還伴有發熱，常有腹脹、上腹或右上腹不適、胃灼熱、噯氣、吞酸等一系列消化不良症狀，進食油煎或多脂的食物往往會使這些症狀加劇。

症狀原因 膽囊炎是細菌性感染或化學性刺激（膽汁成分改變）引起膽囊炎性病變，為膽囊的常見病。其病因主要有免疫力低下造成膽道感染，情緒失調導致膽汁的排泄受阻，暴飲暴食和吃富含脂肪、膽固醇的食物，不注意飲食衛生致使腸道寄生蟲病等。

專家飲食指導

日常飲食要節制，切忌暴飲暴食。少吃高脂肪和富含膽固醇的食物，並注意飲食衛生。同時應多飲水，促進膽汁的排出。

專家生活指導

可根據病情適當參加體育活動或工作。恢復期病情較輕的患者，可進行一些簡單、輕鬆的工作或活動量小的體育活動，如打太極拳等，以增強膽囊肌肉的收縮力，促進膽汁的分泌。

✔對症明星食材推薦

食材名稱	使用注意	功效	適用對象
玉米鬚	血壓過低的患者不宜食用。	玉米鬚有顯著增加膽汁分泌和促進膽汁排泄的作用，能使膽汁內有機物和渣質減少，黏稠度、比重和膽紅素含量降低，用於輔助治療膽囊炎、糖尿病、高血壓、尿路感染等症。	適宜膽囊炎與膽結石、肝炎跟糖尿病等患者食用。

▶**醫生叮嚀**
玉米鬚可直接水煎煮取汁飲用。主治膽結石、膽囊炎、糖尿病。

▶**材料替換**
也可以將玉米鬚換成蒲公英煎湯，效果也非常好。

蒲公英	馬鈴薯
具有利尿與緩瀉、退黃疸跟利膽等功效，對慢性膽囊痙攣及結石症有一定的療效。	具有和胃、調中、健脾、益氣之功效，能改善腸胃功能，對胃潰瘍、十二指腸潰瘍、慢性膽囊炎、因痔瘡引起的便祕均有一定的療效。

 對症實用偏方

玉米鬚煮蚌肉

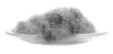

材料：玉米鬚 50 克，蚌肉 200 克。

用法：將玉米鬚和蚌肉一同放入砂鍋中，加入適量水，小火煮至爛熟。隔日服 1 次。

功效：適用於膽囊炎、泌尿系結石、黃疸型肝炎患者食用。

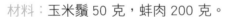

馬鈴薯燒香菇

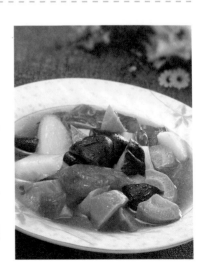

材料：馬鈴薯 1 個，鮮香菇 100 克，胡蘿蔔 1 根，番茄 1 個，醬油、鹽各適量。

用法：將馬鈴薯、胡蘿蔔洗淨，去皮切成滾刀塊；番茄用開水燙一下，去皮後切小塊；將香菇洗淨、切小塊；炒鍋注油燒熱，放番茄、馬鈴薯、胡蘿蔔、香菇、醬油、鹽，加適量水煮至馬鈴薯熟軟即成。

功效：對胃潰瘍、十二指腸潰瘍、慢性膽囊炎引起便祕均有輔治作用。

便祕

飲食宜高纖， 遠離煙酒

症狀表現

便祕常表現為便意少、便次少；排便艱難、費力，排便不暢；大便乾結、硬便，排便不淨感；便祕伴有腹痛或腹部不適。部分患者還伴有失眠、煩躁、多夢、抑鬱、焦慮等精神心理障礙。

症狀原因

便祕從病因上可分為器質性和功能性兩類。進食量少或食物缺乏纖維素或水分不足；工作緊張、生活節奏過快、工作性質和時間變化、精神因素等干擾了正常的排便習慣都能引起便祕。

專家飲食指導

注意均衡飲食，多食用富含膳食纖維的食物刺激結腸，增強腸蠕動。多飲水，使腸道保持足夠水分，有利糞便排出。多食易產氣食物，適當增加高脂肪食物的攝入。

專家生活指導

要調整生活方式。戒煙酒，避免濫用藥。有便意時需及時排便，長期、反復抑制排便可導致排便反射閾值升高、便意消失，引起便祕。適量運動，可配合步行、慢跑和腹部自我按摩等。

✔對症明星食材推薦

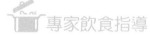

食材名稱	使用注意	功效	適用對象
無花果	脂肪肝跟腦血管意外、腹瀉、正常血鉀性週期性麻痹等患者不宜食用；大便溏薄者不宜生食。	無花果含有蘋果酸、檸檬酸、脂肪酶、蛋白酶、水解酶等，能幫助人體對食物的消化，促進食欲；含有多種脂類，具有潤腸通便的效果；便祕時，可用作食物性輕瀉劑。	適合消化不良、食欲不振與高脂血症、高血壓和冠心病、動脈硬化、癌症跟便祕等患者食用。

▶簡單好用法

可以生吃鮮無花果，能夠輔治便祕、痔瘡等症。

▶材料替換

也可以用乾無花果 10 個，豬大腸 1 段，水煎服，可輔治便祕、痔瘡等症。

蜂蜜	香蕉	菠菜	番薯	黑芝麻
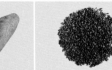				
對胃腸功能有調節作用，可使胃酸分泌正常跟增強腸蠕動，可顯著縮短排便時間，潤腸通便。	可清熱潤腸與促進腸胃蠕動，但脾虛泄瀉者不宜過多食用。痔瘡出血、因燥熱而致胎動不安者都可生吃蕉肉。	菠菜富含維生素A、維生素C及礦物質，對胃腸障礙、便祕、皮膚病、各種神經疾病、貧血有食療效果。	番薯內含有大量澱粉及葡萄糖等，具有和胃、潤腸、通便之功效。	黑芝麻藥食兩用，具有補肝腎、滋五臟、益精血、潤腸燥等功效。

 對症實用偏方

無花果蜂蜜酒

材料：無花果 250 克，蜂蜜 70 克，白酒 500 毫升。

用法：將無花果洗乾淨，切去果蒂，略搗，裝入玻璃容器中，倒入白酒和蜂蜜，拌勻。密封浸泡 1 個月，每 3 天搖動 1 次，開封後，過濾去渣，即可服用。每日 2 次，每次 15 ～ 20 毫升。

功效：潤腸開胃、化痔，主要用於便祕、痔瘡腫痛出血、胃弱、消化不良等症。

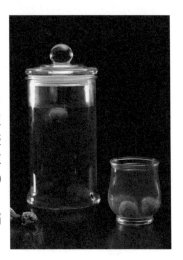

香蕉蘸黑芝麻

材料：香蕉 500 克，黑芝麻 25 克。

用法：用香蕉蘸炒半生的黑芝麻嚼吃，每天分 3 次吃完。

功效：潤腸通便，患有高血壓的病人可經常吃。

黑芝麻粉蜂蜜水

材料：黑芝麻粉 10 克，蜂蜜 10 克。

用法：將黑芝麻粉中沖入 200 毫升溫開水，加入蜂蜜攪勻
　　　後飲用。每日 10 次，10 天一個療程。

功效：輔治習慣性便祕

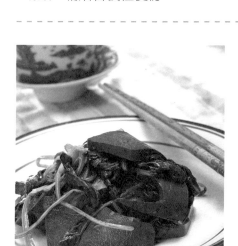

菠菜炒豬血

材料：菠菜 300 克，豬血 100 克，
　　　鹽適量。

用法：將菠菜洗淨，放入沸水中汆
　　　一下，撈出切段；將豬血洗
　　　淨切片，放入沸水中汆一下，
　　　撈出。炒鍋注油燒熱，放入
　　　豬血片翻炒幾下，再加入菠
　　　菜段翻炒片刻，加入鹽調味
　　　即可。

功效：具有潤腸通便的功效，可用
　　　於輔治大便不通。

番薯牛奶

材料：番薯 100 克，牛奶 50 毫升。

用法：番薯洗淨，去皮後切成小塊，放入榨
　　　汁機中，加入涼開水榨成汁，裝杯，
　　　加入牛奶攪拌均勻即成。

功效：強心，促進胃腸蠕動，預防便祕。

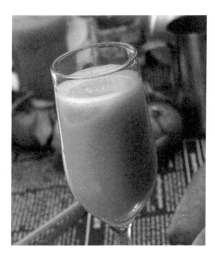

腹瀉

清淡飲食，注意補水

 症狀表現
腹瀉是一種常見症狀，是指排便次數明顯超過平日習慣的頻率，大便次數明顯增多，糞質稀薄，水分增加，形態、顏色、氣味改變，含有膿血、黏液、不消化食物、脂肪，或變為黃色稀水、綠色稀糊，氣味酸臭。腹瀉常伴有排便急迫感、肛門不適、失禁等症狀。腹瀉分急性和慢性兩類。

 症狀原因
腹瀉產生的原因是多方面的，其中包括季節因素、消化不良、食物中毒、細菌感染、飲食貪涼、著涼、腸結核、大腸癌、淋巴瘤、炎症性腸病、尿毒性腸病等，以及腸對脂肪吸收不良等原因。

專家飲食指導

輕度腹瀉，可控制飲食，要注意低脂少渣飲食，禁食堅硬不易消化、辛辣刺激、生冷肥甘等食物。給予清淡、易消化的半流質食物。

專家生活指導

平時要注意腹部保暖，進食冷食要有節制，注意所吃食物的乾淨、衛生。腹瀉者飲食不可過多，要保證營養，也要讓胃腸休息。

✔對症明星食材推薦

食材名稱	使用注意	功效	適用對象
炒米	陰虛火旺之人或正值上火之際不宜食用。	炒米能調養脾胃、溫中散寒，達到止瀉的效果。	適合急性腹瀉患者食用。

▶簡單好用法
米不用炒，煮成米湯裝入保溫瓶中，腹瀉時加鹽飲用。

▶材料替換
也可將米湯換成炒米粉或熟米粉 25 克，加鹽 1.75 克，加入 500 毫升水煮 3 分鐘後食用。

✔ 其他對症食材推薦

紅糖	山藥	扁豆	栗子
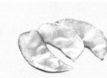			
益氣養血與健脾暖胃、驅風散寒、活血化瘀，再配舒筋活血的黃酒一起熬煮，可成為腹痛的剋星。	健脾胃、益肺腎與補虛羸，輔治食少便溏、虛勞跟喘咳、尿頻、帶下和消渴。	能健脾化濕，輔治脾虛兼濕、食少便溏、暑濕吐瀉、脾虛嘔逆、食少久瀉、水停消渴、赤白帶下、小兒疳積。	養胃健脾、補腎強筋、活血止血，輔治反胃不食與泄瀉痢疾、吐血、衄血和便血、筋傷骨折瘀腫、瘰鬁腫毒等病症。

 對症實用偏方

紅糖醴

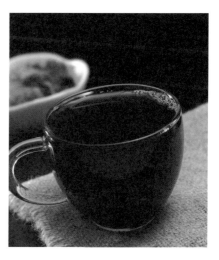

材料：紅糖 10 克，黃酒 50 毫升。

用法：將黃酒、紅糖同置砂鍋中小火煮沸，待糖化後停火，倒置玻璃杯中，趁熱服用。

功效：具有益氣養血、暖胃散寒的功效，用於治療寒性腹痛、腹瀉等症。

鹹味米湯

材料：米湯 500 毫升，鹽少許。

用法：將米湯煮沸，加入鹽攪勻後服用。

功效：輔治急性腹瀉

山藥羊肉粥

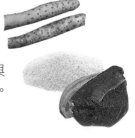

材料：羊肉 250 克，鮮山藥、糯米各 500 克。

用法：將羊肉洗淨、切塊，鮮山藥去皮、洗淨、切塊，與
　　　羊肉一同煮爛，然後加糯米、水熬成粥，早晚服用。

功效：具有補脾止瀉、補氣暖胃的功效。

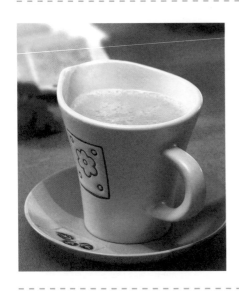

山藥扁豆白米汁

材料：白米 60 克，扁豆、山藥各 50 克，
　　　紅糖適量。

用法：白米、扁豆洗淨，浸泡 4 小時；
　　　山藥去皮洗淨，切塊；將上述食
　　　材一同放入全自動豆漿機中，加
　　　水至上下水位線間，按「五穀」
　　　鍵，待汁成，過濾裝杯，加紅糖
　　　調味即成。早晚各服用 1 次。

功效：此汁能輔治急性腹瀉、慢性泄瀉。

栗子粥

材料：白米 200 克，栗子（鮮）150 克，白
　　　糖適量。

用法：將栗子洗淨，用刀切開，加水燒開後取
　　　出，剝去外殼，將栗子肉切丁；白米淘
　　　洗乾淨。鍋內添入適量水，放入白米和
　　　栗子丁，添入適量水大火燒開，轉小火
　　　煮至栗子酥爛、粥湯稠濃，加白糖調
　　　味，溫熱食用。

功效：益脾胃、止泄瀉，可輔治腹瀉、口角炎、
　　　舌炎、唇炎等維生素 B2 缺乏症。

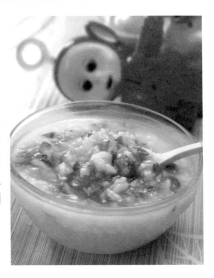

慢性胃炎

注意飲食衛生，防止暴飲暴食

症狀表現

大多數患者表現為上腹隱痛、食欲減退、餐後飽脹、反酸等。慢性萎縮性胃炎患者可有貧血、消瘦、舌炎、腹瀉等，伴胃黏膜糜爛者上腹痛較明顯，並可有出血，如嘔血、黑便。疼痛經常出現於進食過程中或餐後，多數位於上腹部、臍周，部分患者部位不固定，輕者間歇性隱痛或鈍痛，嚴重者為劇烈絞痛。

症狀原因

慢性胃炎系指不同病因引起的各種慢性胃黏膜炎性病變，是一種常見病。其病因主要有幽門螺桿菌感染，刺激性物質，藥物，口腔、咽部的慢性感染，膽汁反流，長期精神緊張，生活不規律等。

專家飲食指導

避免進食辛辣刺激、生冷以及不易消化的食物及藥品，忌服濃茶、濃咖啡等，戒煙忌酒。注意飲食衛生，防止暴飲暴食。進食時要細嚼慢嚥，多吃含維生素的食物。

專家生活指導

要保持精神愉快，精神抑鬱或過度緊張和疲勞容易造成幽門括約肌功能紊亂，膽汁反流而發生慢性胃炎。積極治療口、鼻、咽部的慢性疾患，加強鍛煉以提高身體素質。

✔ 對症明星食材推薦

食材名稱	使用注意	功效	適用對象
甘草 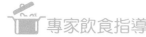	濕盛脹滿與浮腫者不宜用。反大戟和芫花、甘遂跟海藻。不可與鯉魚同食。	具有殺菌的作用，能殺滅幽門螺桿菌，輔治慢性胃炎。	適合慢性胃炎、肝功能異常、胃潰瘍、十二指腸潰瘍、神經衰弱、支氣管哮喘、血栓靜脈炎等患者食用。

▶簡單好用法
甘草、蘆根一起煮汁飲用，對慢性胃炎有治療作用。

▶材料替換
也可將甘草、蘆根換成蒲公英，取蒲公英 30 克，泡水服用，每日服 3 次。

其他對症食材推薦

蜂蜜	白扁豆	蒲公英	木瓜
中醫認為蜂蜜具有緩解急性胃痛的功效，並且營養豐富，能促進胃黏膜修復、癒合。	有補脾胃和中化濕與消暑解毒的功效，輔治脾胃虛弱、泄瀉、嘔吐、暑濕內蘊、脘腹脹痛、赤白帶下等症。	現代藥理證明，蒲公英具有抑制幽門螺桿菌的作用，還有修復胃黏膜的功效等。	含有的木瓜蛋白酶能清心潤肺、助消化、治胃病，適宜慢性萎縮性胃炎、胃痛口乾消化不良、舌苔少者食用。

✎ 對症實用偏方

玉米扁豆木瓜汁

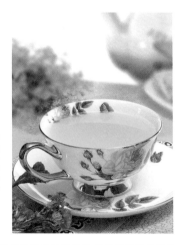

材料：嫩玉米粒、白扁豆各 100 克，木瓜適量。
用法：嫩玉米粒、白扁豆洗淨，浸泡 4 小時；木瓜洗淨去皮籽後切小塊。將所有食材放入全自動豆漿機中，加水至上下水位線間，按「五穀」鍵，待汁成，過濾，裝杯即成。
功效：常飲此汁，可輔助治療慢性胃炎。

甘草蜂蜜茶

材料：甘草 10 克，蜂蜜 50 克。
用法：將甘草放入杯中，沖入沸水，靜置 10 分鐘，加入蜂蜜攪拌均勻。於飯前 1 小時喝下，每日 3 次。
功效：輔治慢性胃炎

胃痛

防止暴飲暴食，注意平衡營養

症狀表現 ▸ 胃痛是臨床上常見的一個症狀，主要表現有打嗝、脹氣、噁心、嘔吐、腹瀉、胸悶、燒心、吐酸水等。

症狀原因 ▸ 凡由於脾胃受損、氣血不調引起的胃痛難耐、脘部疼痛，又稱胃脘痛。胃痛發生的常見病因有寒邪客胃、飲食傷胃、肝氣犯胃和脾胃弱等。導致胃痛的原因有很多，包括工作過度緊張、食無定時、吃飽後馬上工作或做運動、飲酒過多、吃辣過度、經常進食難消化的食物、胃酸反流等。

 專家飲食指導

要做到飲食有節，宜進食易消化、清淡的食物，謹防食物過酸、過甜、過鹹、過苦、過辛。多食用富含維生素食物，以保護胃黏膜和提高其防禦，並促進局部病變的修復。

專家生活指導

保持樂觀情緒，注重運動和休息。平常盡量穿舒適寬鬆的衣服，以避免腹部受壓。對於經常在晚上出現胃酸逆流的人來説，最好採用左側臥的睡姿，同時把頭部墊高。

 對症明星食材推薦

食材名稱	使用注意	功效	適用對象
生薑	忌吃爛薑；陰虛內熱、內火偏盛之人忌食；患有目疾、癰瘡、痔瘡、肝炎、糖尿病及乾燥綜合症者不宜食用；忌食用過多，否則易生熱損陰，可致口乾、喉痛、便祕等症。	生薑益脾胃、散風寒，能開胃驅寒，對於腹部受涼引起的胃寒腹痛、不思飲食具有良好的功效。	適宜傷風感冒引起的頭痛、全身酸痛、咳嗽、吐白色黏痰以及胃寒疼痛、寒性嘔吐、腹痛吐瀉之人食用。

▶簡單好用法
可將生薑和陳皮洗淨，泡水飲用。

▶材料替換
上述用法中，陳皮也可用鮮橘皮代替。

香菜（芫荽）	糯米	馬鈴薯	高麗菜（椰菜）
	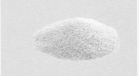		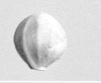
味辛，性溫，有芳香健胃與溫中散寒的作用。	能溫暖脾胃、補益中氣，對脾胃虛寒、食欲不佳、腹脹腹瀉有一定緩解作用，故古語有「糯米粥為溫養胃氣妙品」。	所含的纖維對胃黏膜刺激少，有緩解胃痛及減少胃酸分泌的作用。	可輔治睡眠不佳、多夢易睡、耳目不聰、關節屈伸不利、胃脘疼痛等病症，其新鮮汁液能輔治胃和十二指腸潰瘍，有止痛及促進潰瘍癒合的作用。

 對症實用偏方

銀耳粥

材料：糯米 100 克，水發銀耳 60 克，冰糖適量。

用法：將水發銀耳洗淨，撕成小朵；糯米淘淨，放入鍋內，添入適量水，大火燒開，再放入銀耳，小火熬煮至黏稠，加冰糖攪勻即成。

功效：滋陰生津、潤肺養胃、益氣和血，適用於脾胃虛弱導致的胃痛患者。

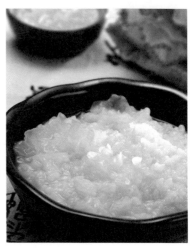

生薑陳皮飲

材料：生薑、陳皮各 10 克。

用法：將生薑和陳皮一同放入鍋中，添入適量水，煎 10 分鐘即可。每次 1 杯，每日 2～3 次。

功效：溫中散寒，適用於陰虛胃痛、胃潰瘍以及十二指腸潰瘍等症。

鮮榨高麗菜（椰菜）汁

材料：鮮高麗菜（椰菜）500 克，白糖 15 克。

用法：將高麗菜（椰菜）用冷開水沖洗，切小塊，放入榨汁機榨成汁，調入白糖飲用即可。

功效：具有清熱止痛的功效，適用於熱性胃痛、早期胃及十二指腸潰瘍。

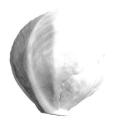

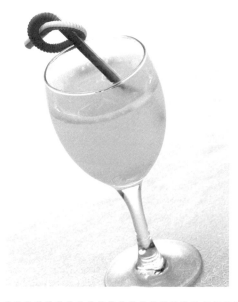

馬鈴薯蜂蜜汁

材料：新鮮馬鈴薯 1 個，蜂蜜適量。

用法：馬鈴薯去皮洗淨，切丁，汆熟，放入榨汁機中，加入涼開水後榨汁，裝杯，加蜂蜜攪勻即可。空腹服用，每日 2 次，每次 1 湯匙，10 日為一個療程。

功效：適用於陰虛胃痛、胃和十二指腸潰瘍等症。

香菜（芫荽）酒

材料：鮮香菜（芫荽）250 克，葡萄酒 500 毫升。

用法：將香菜（芫荽）切段，投入葡萄酒中，密封浸泡 5日，去除香菜（芫荽），飲葡萄酒即可。每日 2 次，每次 15 ～ 20 毫升，或胃痛發作時溫服 20 毫升。

功效：溫中和胃、理氣止痛，用於輔治胃寒疼痛等症狀。

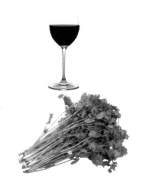

消化不良

少吃油炸、醃製、生冷食物，注意胃部保暖

 症狀表現 部分患者以上腹痛為主要症狀，早飽、腹脹、噯氣為常見症狀，不少患者同時伴有失眠、焦慮、抑鬱、頭痛、注意力不集中等精神症狀。

 症狀原因 消化不良是由胃動力障礙所引起的疾病，主要分為功能性消化不良和器質性消化不良。器質性消化不良其病在胃，涉及肝脾等臟器，宜辨證施治，予以健脾和胃、疏肝理氣、消食導滯等法治療。引起消化不良的原因很多，包括胃和十二指腸部位的慢性炎症、不良飲食習慣、精神不愉快、長期悶悶不樂或突然受到猛烈的刺激等。

專家飲食指導

要戒煙酒，少吃油炸、醃製、生冷刺激等食物。不暴飲暴食，避免吃不易消化的食物及飲用各種易產氣的飲料。吃飯要細嚼慢嚥，最好在餐前 1 小時飲水。

專家生活指導

胃部受涼極易發生脹氣、胃功能受損等問題，為了避免出現消化不良的問題，一定要注意胃部保暖。作息要規律，做好自我心理調適，注意控制情緒。

✔對症明星食材推薦

食材名稱	使用注意	功效	適用對象
山楂	胃潰瘍、十二指潰瘍、胃酸過多的患者，不宜吃山楂等含有機酸過多的水果，以免損傷胃黏膜，加重病情。	山楂具有開胃消食、擴張血管、降低血脂、消積化滯、舒氣散瘀等功效。很多助消化的藥中都採用了山楂。	適合心血管疾病、消化不良、產後瘀滯等患者食用。

▶簡單好用法
消化不良時生食適量鮮山楂。

▶材料替換
可用山楂、核桃仁、白糖製成山楂核桃茶，能潤腸通便、開胃消食。

✔其他對症食材推薦

無花果	蘋果	山藥	白蘿蔔

  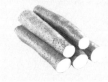

無花果	蘋果	山藥	白蘿蔔
含有蘋果酸、檸檬酸、脂肪酶、蛋白酶、水解酶等，能幫助人體對食物的消化，促進食欲；含有多種脂類，具有潤腸通便的效果。	中醫認為蘋果具生津止渴與潤肺除煩、健脾益胃、養心益氣、潤腸、止瀉和解暑跟醒酒等功效。	健脾益胃與助消化。山藥含有澱粉酶、多酚氧化酶等物質，有利於脾胃消化吸收能，是一味平補脾胃的藥食兩用之品。	具有下氣消食、除疾潤肺、解毒生津、利尿通便的功效。

 對症實用偏方

山楂糯米羹

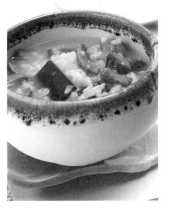

材料：山楂 50 克，山楂糕、糯米、冰糖各適量。

用法：將糯米洗淨，放入清水中浸泡 1 小時；將山楂對切後去核；山楂糕切成小片。往湯鍋內倒入泡好的糯米，加入適量水，燒開後放入山楂、冰糖和山楂糕，煮至糯米熟軟。

功效：開胃消食、化滯消積、活血化瘀、收斂止痢，適於食積腹脹、消化不良、腹痛泄瀉者食用。

無花果飲

材料：乾無花果 2 個（鮮品加倍），白糖適量。

用法：將乾無花果切碎搗爛，炒至半焦，加白糖沖沏，代茶飲。

功效：開胃助消化，可輔治胃虛弱所致的消化不良。

蘿蔔餅

材料：白蘿蔔、麵粉各 150 克，豬瘦肉 60 克，蔥末、薑末、鹽各適量。

用法：將白蘿蔔洗淨切絲，用豆油翻炒至五成熟時盛出待用；將豬肉剁碎，加入蘿蔔絲、蔥末、薑末、鹽調成蘿蔔餡。將麵粉加水和成麵團，揪成面劑，擀成薄片，包入蘿蔔餡，製成小餅，放入鍋內烙熟即成。

功效：適用於食欲不振、消化不良、咳喘多痰等症。

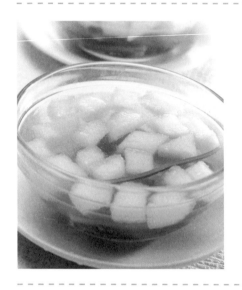

蘋果瘦肉湯

材料：瘦肉 200 克，海帶 100 克，蘋果 1 個，薑片、鹽各適量。

用法：瘦肉洗淨切塊，汆燙，撈出瀝乾；蘋果去皮去核，切塊；海帶洗淨切絲。將瘦肉、蘋果、海帶、薑片放入注水鍋中，燒開後撒鹽調味，盛出即可。

功效：具有生津止渴、潤腸健胃的功效，可輔治腸胃不適及消化不良。

山藥粥

材料：白米 200 克，山藥 100 克，冰糖適量。

用法：將山藥洗淨、去皮切小塊，白米淘洗淨，鍋內添水，加入山藥、白米煮粥至熟爛，加冰糖調味即可。

功效：具有健脾益氣作用，可促進腸胃蠕動，改善消化不良、便祕等症。

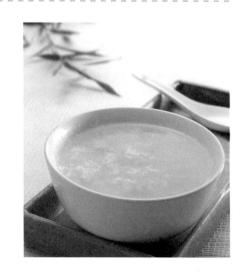

心悸

低脂、低鹽，防止喜怒過度

症狀表現 心悸指患者自覺心中悸動，甚至不能自主的一類症狀。心悸發生時，自覺心跳快而強，並伴有心前區不適感。多與失眠、健忘、眩暈、耳鳴等並存，凡各種原因引起心臟搏動頻率、節律發生異常，均可導致心悸。

症狀原因 心悸發生常與平素體質虛弱、情志所傷、勞倦、汗出受邪等有關；或腎陰虧虛，水火不濟，虛火妄動，上擾心神而致病；或脾腎陽虛，不能蒸化水液，停聚為飲，上犯於心，心陽被遏，心脈痺阻而發該病。

專家飲食指導

飲食有節，宜進食營養豐富而易消化吸收的食物，宜低脂、低鹽飲食，少進食含動物脂肪多的食物，少進食辛辣、酒、濃茶和咖啡等。

專家生活指導

注意調節情志，防止喜怒等七情過極。生活作息要有規律。適當參加體育鍛煉。輕症可從事適當體力活動，避免劇烈活動，重症應臥床休息，避免驚恐刺激及憂思惱怒等。

✔ 對症明星食材推薦

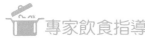

食材名稱	使用注意	功效	適用對象
黃芪	腎病屬陰虛，濕熱、熱毒熾盛者應禁用。陰虛患者服用會助熱，易傷陰動血；而濕熱、熱毒熾盛的患者服用容易滯邪，使病情加重。	黃芪是有名的補氣中藥，其含有的黃芪總黃酮成分具有抗心律失常的作用，還能增加心肌營養，起到強心的效果。	適合氣虛脾濕與心率失常等患者食用。

▶簡單好用法
取黃芪 15 克，開水沖泡後每日代茶飲用。一個月為一個療程。

▶材料替換
可用黃芪 30 克、白米 500 克煮粥食用。一次食用完，能夠輔助治療心律失常。

人參	酸棗仁	豬心	桂圓
可補氣又可生津，適用於扶正祛邪，增強體質和抗病能力。大補元氣，複脈固脫，補脾益肺，生津止渴，安神益智。	滋養心肝與安神和斂汗。有鎮靜、催眠、鎮痛、抗驚厥，有降壓作用。用於陰血不足與心悸怔忡、失眠健忘跟體虛多汗等症。	可以增強心肌與營養心肌，具有補虛、安神定驚、養心補血等功效。用於心虛失眠、驚悸、自汗、精神恍惚等症。	滋陰補腎與補中益氣、潤肺、開胃益脾，適宜虛勞羸弱與失眠、健忘、驚悸跟怔忡、心虛和頭暈等症。

✏ 對症實用偏方

人參黃芪粥

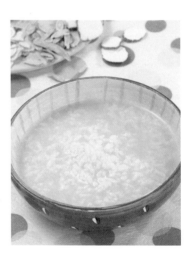

材料：白米 100 克，人參、白朮、黃芪、白糖各適量。

用法：人參、黃芪、白朮去渣，加工成片，清水浸泡 40 分鐘，一同放入砂鍋中，加水煎開，再用小火慢煎成濃汁，用藥汁煮白米粥，加白糖調勻。每日早晚各食用一次。

功效：補氣強身、抗衰老，適氣虛體弱心悸者。

酸棗仁粥

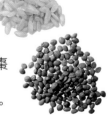

材料：白米 100 克，酸棗仁 15 克。

用法：將酸棗仁炒黃研末；白米淘洗淨，加水煮粥，快熟時下酸棗仁，再煮，空腹食用即可。

功效：具有寧心安神的功效，可用於輔治心悸、失眠、多夢等症。

八珍酒

材料：大棗、核桃肉各 36 克，全當歸、白朮各 26 克，五加皮 25 克，雲茯苓、
炙甘草各 20 克，炒白芍 18 克，人參、生地黃各 15 克，川芎 10 克，
白酒 1.5 公升。

用法：將所有藥材（大棗除外）洗淨後研成粗末，浸泡在酒瓶中，酒瓶封口，
12 天後開啟，過濾飲用即可。每次 10 ～ 30 毫升，每日服 3 次，飯前
將酒溫熱服用。

功效：氣血雙補，用於治療因氣血虧損引起的面黃肌瘦、頭暈目眩等症。

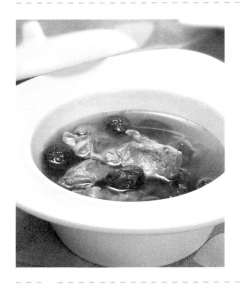

豬心紅棗湯

材料：豬心 1 個，紅棗、桂圓、蔥、薑、
鹽、花椒、八角、料酒各適量。

用法：將豬心切成片，鍋中添水，放入
豬心、蔥、薑、花椒、八角、料
酒、紅棗、桂圓，再用小火煮約
50 分鐘，加鹽調味即可。

功效：此湯可養血補心、益氣安神，具
有安神定驚的功效，可輔治血虛
心悸等症。

桂圓紅棗粥

材料：白米（或糯米）50 克，桂圓肉 50 克，
紅棗 10 個。

用法：紅棗、桂圓肉洗淨；白米淘洗乾淨，
放入鍋中，加入桂圓肉、紅棗，加水
共煨粥。日服 2 次，連服 10 天。

功效：適用於心神不交型患者

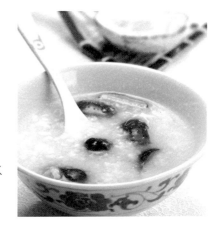

關節炎

飲食宜合理，鍛煉宜適度

症狀表現

疼痛是關節炎最主要的表現。腫脹是關節炎症的常見表現，與關節疼痛的程度不一定相關。關節疼痛及炎症引起的關節周圍組織水腫，導致關節活動受限。慢性關節炎患者由於長期關節活動受限，可導致永久性關節功能喪失。此外，急性感染性關節炎還可以出現關節紅腫。

症狀原因

不同的關節炎，其病因、臨床表現、治療等均不同。關節炎的病因複雜，主要與炎症、自身免疫反應、感染、代謝紊亂、創傷、退行性病變等因素有關。

專家飲食指導

類風濕關節炎患者應補足每日所需營養物質，改善身體抗病能力。骨關節炎及痛風患者應適當減重。高尿酸血症及痛風患者應少攝入高普林，多食鹼性食物，嚴格限酒。

專家生活指導

應保持樂觀的情緒，消除抑鬱狀態。定期進行功能鍛煉。無論選擇何種運動，均需從小量開始，循序漸進，以運動後不引起關節疼痛為宜，否則需調整鍛煉強度及鍛煉時間。

✔ 對症明星食材推薦

食材名稱	使用注意	功效	適用對象
木瓜	小便淋瀝疼痛患者忌食木瓜。木瓜不宜多食。忌鐵、鉛器皿。	木瓜中的木瓜苷具消炎止痛的功效。同時，木瓜有一定的免疫調節作用，能調節免疫系統，對類風濕關節炎有一定食療效果。	適合類風濕關節炎、慢性萎縮性胃炎、胃痛口乾、消化不良、跌打扭傷、暑濕傷人、筋脈攣急等患者食用。

▶簡單好用法
可以每天食用木瓜，一定要堅持。

▶材料替換
也可以用青木瓜代替熟木瓜，效果會更好，但是吃起來口感會略差。

✔其他對症食材推薦

桃仁	薏仁	黑豆
輔治經閉與症瘕、熱病蓄血、風痺跟瘧疾、跌打損傷、瘀血腫痛和血燥便祕等症。	補正氣、利腸胃、消腫、除胸中邪氣，對久患風攣痺痛、筋急拘攣、風濕等有食療作用。	具有消腫下氣、潤肺燥熱、活血利水、祛風除痺、補血安神、明目健脾、補腎益陰、解毒的作用。用於水腫脹滿、風毒腳氣、黃疸浮腫、風痺痙攣、產後風疼、癰腫瘡毒等症。

✎ 對症實用偏方

鮮榨木瓜汁

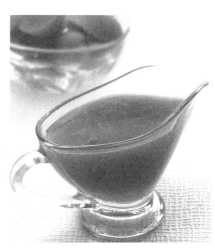

材料：木瓜 1 個

用法：將木瓜去皮籽後洗淨切塊，放入榨汁機中榨汁，裝杯後飲用即可。每天飲用 1 杯。

功效：適用於類風濕性關節炎患者

黑豆豬骨湯

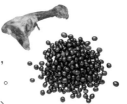

材料：黑豆 20 ～ 30 克，豬骨 200 ～ 300 克。

用法：將黑豆洗淨，用水泡軟，與豬骨一起放入砂鍋中，加水煮沸，改小火燉至黑豆爛熟，依口味調味即可。

功效：補腎、活血、祛風、利濕，適用於老年性關節炎、骨質疏鬆、風濕痺痛等症。

貧血

多食富鐵食物，遠離咖啡、濃茶

症狀表現　容易疲倦、臉色蒼白、頭痛、頭暈、呼吸困難、注意力不集中等。

症狀原因　貧血是指人體外周血紅細胞容量減少，低於正常範圍下限的一種常見的臨床症狀。由於紅細胞容量測定較複雜，臨床上常以血紅蛋白（Hb）濃度來代替。亞洲血液病學家認為在海平面地區，成年男性 Hb<120 克 / 升，成年女性（非妊娠）Hb<110 克 / 升，孕婦 Hb<100 克 / 升就有貧血。

🍳 專家飲食指導

不要喝濃茶、咖啡，多吃一些含鐵量高的食物等，可以很好地改善貧血體質。但如果貧血嚴重的話，一定要及時就醫。

📋 專家生活指導

貧血患者可通過均衡飲食來改善體質，同時應該養成規律的生活作息，並積極從事戶外運動，保持愉悅的心情。

對症明星食材推薦

食材名稱	使用注意	功效	適用對象
豬肝	高血壓、冠心病患者忌食。	豬肝富含維生素 B12、鐵、磷等，有較好的生血止血作用，對老年性貧血、頭暈、記憶力減退具有食療功效。	適宜肝血不足所致的視物模糊、夜盲、乾眼症以及缺鐵性貧血患者食用。

▶簡單好用法
可以將豬肝和菠菜分別燙熟，加調味料拌勻後食用。

▶材料替換
上述用法中，豬肝也可以換成羊肝。

✔ 其他對症食材推薦

菠菜	牛肉	桂圓	阿膠	紅棗
				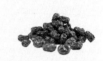
含維生素 A 跟維生素 C 及礦物質，對於胃腸障礙與便祕、皮膚病和各種神經疾病、貧血有食療效果。	含豐富蛋白質與脂肪、維生素 B 群跟煙酸、鈣與磷、鐵等，具強筋壯骨、補虛養血、化痰熄風的作用。	補益心脾與養血安神。用於氣血不足跟心悸怔忡、健忘失眠和血虛萎黃等症。	阿膠為傳統中藥，有滋陰補血與安胎的功效，對虛勞貧血和肺癆咯血等症均有良好療效。	能補中益氣與養血生津，用於治療食少便溏跟氣血虧虛、神經衰弱與脾胃不和、消化不良跟貧血消瘦等。

 對症實用偏方

菠菜炒豬肝

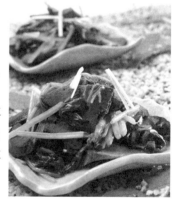

材料：豬肝 300 克，菠菜 100 克，水發木耳 25 克，鹽、醬油、醋、料酒各適量。

用法：豬肝洗淨切片，木耳洗淨撕小朵，菠菜洗淨切段。炒鍋注油燒至熱，放肝片滑透，撈出瀝油；炒鍋注油燒熱，放肝片、菠菜段、木耳翻炒，加鹽、醬油、醋炒勻即可。

功效：養肝補血，改善貧血症狀。

胡蘿蔔燉牛肉

材料：牛肉 350 克，胡蘿蔔 250 克，水發木耳 75 克，薑片、鹽、醬油各適量。

用法：水發木耳撕成小朵；胡蘿蔔切塊；牛肉洗淨切塊，放入鍋中，加入薑片、水，煮沸後去浮沫，加入木耳微火燉 1 小時，開蓋，放入胡蘿蔔塊，加入鹽和醬油調味，繼續燉 15 分鐘即可食用。

功效：補鐵補血，預防貧血。

阿膠糯米粥

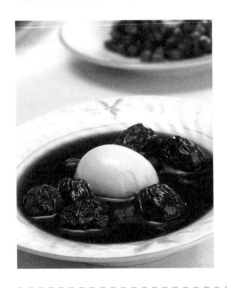

材料：阿膠 30 克，糯米 100 克，紅糖適量。

用法：先將糯米淘洗乾淨，放入鍋中，添入適量水煮粥，待粥將熟時，放入搗碎的阿膠，邊煮邊攪勻，稍煮 2～3 沸後加入紅糖即可。每日分 2 次服，3 日為一個療程。間斷服用。

功效：養血止血、滋陰補虛、安胎、益肺。

桂圓大棗燉蛋

材料：桂圓、大棗各 50 克，熟雞蛋 1 個，紅糖適量。

用法：將桂圓去殼洗淨，大棗洗淨，一同用溫水浸泡 10 分鐘，將桂圓、大棗的碗中加入適量紅糖，攪拌至紅糖溶化，倒入鍋中，加入剝殼的熟雞蛋，以大火燉 12 分鐘即成。

功效：補血養血、安心養神，對失眠、貧血具有一定的輔助治療作用。

木耳紅棗瘦肉湯

材料：泡發木耳 50 克，紅棗 50 克，豬瘦肉 275 克。

用法：將泡發木耳去雜洗淨，紅棗去核洗淨，豬瘦肉洗淨切塊。將木耳、紅棗放入湯煲內，添入適量水煮沸，加入豬瘦肉塊燉煮至熟爛即可。

功效：可補血益氣、養髮明目、通便防癌、延緩衰老。

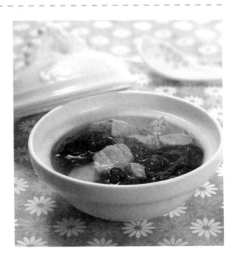

昏厥

少食多餐，勞逸結合

症狀表現

主要表現為面色蒼白、脈細弱、出冷汗、血壓明顯下降或測不到，早期意識清楚，突然意識喪失後摔倒、四肢發涼等。

症狀原因

昏厥是一種突發性、短暫性、一過性的意識喪失而昏倒，系因一時性或廣泛性腦缺血、缺氧引起，並在短時間內自然恢復。昏厥的產生可由於心輸出量的明顯減少或心臟驟停。大循環中周圍血管阻力下降，或由於局部腦供血不足所致。也有可能是因為工作太累、心情悲痛、精神緊張、大出血等原因造成。

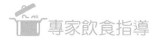 專家飲食指導

平時要注意飲食的營養及搭配，少食多餐，多喝水。

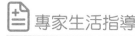 專家生活指導

平時注意保持良好的心態，勞逸結合。昏厥發作跌倒時，應讓患者平臥，迅速解開衣領，注意保持呼吸道通暢。當患者開始清醒時不要急於坐起，更不要站起，應再平臥幾分鐘，然後徐徐坐起，以免昏厥再發。

✔ 對症明星食材推薦

食材名稱	使用注意	功效	適用對象
楊梅	有慢性胃炎與胃潰瘍和胃酸分泌過多的人不宜空腹食用。	楊梅具有生津止渴跟健脾開胃與除濕解暑和禦寒止瀉等多種功效。	適合消化不良以及因低血糖引起暈厥的患者。

▶簡單好用法
可以直接用鮮楊梅榨汁後飲用。

▶醫生叮嚀
肝風內動的患者不宜食用。

生薑	大蒜	韭菜	生地黃
具有行氣與止嘔祛痰和解毒消腫等功效。	具有溫中消食與行滯氣、暖脾胃跟消積、解毒和殺蟲的功效。	具有補腎助陽與溫中開胃跟健胃醒神等作用。	清熱涼血與養陰生津，用於熱病煩渴跟發斑發疹、陰虛內熱、吐血和衄血、糖尿病等症

✎ 對症實用偏方

楊梅米酒汁

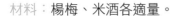

材料：楊梅、米酒各適量。

用法：將楊梅洗淨，去核，放入榨汁機中榨汁，裝碗，加入適量米酒攪拌均勻即可。每次服用 30 ～ 60 毫升，早晚各 1 次。

功效：緩解因低血糖所引起的昏厥和勞累過度引起的眩暈，預防中暑。

韭菜薑蒜汁

材料：韭菜、生薑、大蒜各適量。

用法：將韭菜擇洗乾淨，生薑、大蒜均去皮，將三者一同放入榨汁機中榨汁，過濾，裝杯。灌服。

功效：解暑、提神，適宜中暑昏厥、不省人事者服用。

生地黃汁

材料：生地黃適量

用法：將生地黃洗淨，放入容器中搗爛，取汁液 1 碗，灌服。

功效：適合熱悶昏迷者服用

水腫

保持良好作息，限制鹽、醃食品

症狀表現
水腫部位由於組織間液增多，因而表現為腫脹、皮膚繃緊、彈性降低、組織重量增加。非炎症性水腫還表現為水腫部位顏色蒼白、溫度偏低，在凹陷性水腫的部位皮膚破損處可有組織液滲出。

症狀原因
水腫是指血管外組織間隙中有過多的體液積聚，手指按壓皮下組織少的部位（如小腿前側）時，有明顯的凹陷。水腫主要由飲食失調、勞倦過度及某些疾病等引起，不僅影響美觀，也會危害身體。

 專家飲食指導

飲食上口味不要過重，並嚴格控制食鹽的用量，不吃或者少吃各種高鹽的醃製食品、醬料以及各種罐頭食品等。

專家生活指導

改善水腫要從良好的作息開始，不要久站或久坐，避免攝入過多含鈉的食物。但如果水腫現象持續不消的話，一定要及時就醫。晚上臨睡前一定不要喝水，以免增加腎臟的負擔。

✓ 對症明星食材推薦

食材名稱	使用注意	功效	適用對象
紅豆	多尿之人不宜食用紅豆。	紅豆具有清熱祛濕與利水消腫跟清心除煩和補血安神的功效。	適合各種水腫與乳汁不暢跟高血壓和肥胖等患者食用。

▶簡單好用法
用紅豆和鯽魚煮湯。

▶材料替換
鯽魚也可以換成鯉魚。

鯽魚	冬瓜	西瓜	薏仁	鴨肉
具健脾開胃與益氣和利水、通乳、除濕功效。適宜慢性腎炎水腫、肝硬化腹水、營養不良性浮腫、孕婦產後乳汁缺少者食用。	有解毒、利水消痰、除煩止渴、祛濕解暑，用於心胸煩熱與小便不利、肺癰咳喘和肝硬化腹水、利尿消腫跟高血壓等症。	清熱解暑與除煩止渴跟利尿和降壓。用於暑熱與熱盛津傷、心煩口渴和心火上炎、舌赤、口瘡跟濕熱蘊結下焦、小便黃赤不利、腎炎水腫和高血壓等。	富含維生素及膳食纖維等多種營養成分，具有利水祛濕、健脾養胃的功效。	具有滋補養胃與補腎跟除勞熱骨蒸、消水腫和止咳化痰作用。

 對症實用偏方

紅豆汁陳皮燉鯽魚

材料：紅豆 250 克，淨鯽魚 1 條，陳皮、鹽各適量。
用法：紅豆洗淨；鍋內添水，加紅豆煮至豆熟，取汁液、熟紅豆備用；鍋內放入鯽魚、紅豆汁、陳皮煮 20 分鐘，加熟紅豆煮至鯽魚熟，加鹽即可。
功效：除濕利水，輔助治療妊娠水腫以及其他水腫。

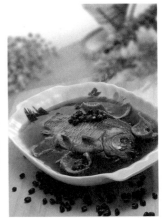

冬瓜湯

材料：冬瓜 150 克，蔥白 15 克。
用法：將冬瓜去粗皮，洗淨，切片，加適量水，煮成冬瓜湯，煮沸後下蔥白於湯內。吃瓜飲湯，每日數次。
功效：健脾利濕，適用於各種水腫，尤以濕熱水腫為宜。

鴨肉白米粥

材料：公鴨肉、白米各適量，鹽少許。

用法：將公鴨肉洗淨切塊，與白米一起煮成粥，加鹽調味後即
　　　可食用。每日 2 次。

功效：具有滋陰補虛、利尿消腫的功效，可用於輔治水腫。

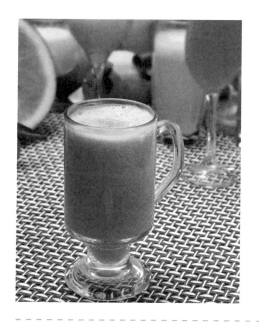

西瓜番茄汁

材料：西瓜 200 克，橘子 1 個，番茄
　　　1 個，檸檬半個，冰糖適量。

用法：西瓜洗乾淨，削皮，去籽；橘
　　　子剝皮，去籽；番茄洗乾淨，
　　　切成大小適當的塊；檸檬切
　　　片。將所有材料倒入果汁機內
　　　攪打 2 分鐘後即可飲用。

功效：清熱解毒，利尿消腫，解酒毒，
　　　促進食欲。

薏仁冬瓜骨頭湯

材料：薏仁 50 克，冬瓜 300 克，豬骨頭 400 克，
　　　薑片、鹽各適量。

用法：冬瓜洗淨，帶皮切大塊；豬骨頭汆燙去血
　　　水。將薏仁、薑片和豬骨頭一起放入鍋
　　　中，加水慢燉 40 分鐘，放入冬瓜塊，加
　　　鹽繼續燉約 15 分鐘即可。

功效：利尿消腫，有助於改善水腫型肥胖。

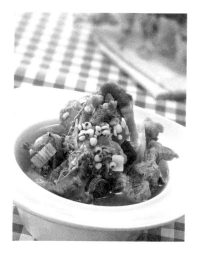

焦慮症

放鬆緊張情緒，遠離辛辣刺激食品

症狀表現

情緒症狀表現為患者感覺自己處於一種緊張不安、提心吊膽、恐懼、害怕、憂慮的內心體驗中。軀體症狀為患者緊張的同時往往會伴有自主神經功能亢進的表現，如心慌、氣短、口乾、出汗、顫抖、面色潮紅等，還會有瀕死感，嚴重時還會有失控感。

症狀原因

研究表明，焦慮症與遺傳因素、個性特點、不良事件、應激因素、軀體疾病等均有關係，這些因素會導致身體神經 —— 內分泌系統出現紊亂，神經遞質失衡，從而造成焦慮等症狀的出現。

專家飲食指導

飲食合理，除了避開咖啡因及酒精，還需遠離可樂、油炸食物、糖、白麵粉製品、醃肉、辛辣刺激的調味料等。勿吃垃圾食品。

專家生活指導

患者要克服和糾正不良的生活方式、行為習慣、情緒障礙、認知偏見以及適應問題等。可以通過放鬆訓練而達到心理放鬆，比較簡單的如深呼吸法、冥想法等。

✔ 對症明星食材推薦

食材名稱	使用注意	功效	適用對象
桂圓	多吃易上火，孕婦、便祕患者不宜多食。	具有滋補強體、補益的作用，它含有的腺苷酸能抑制焦躁、補心安神。	適合體弱貧血、年老體衰、久病體虛、焦慮等患者食用。

▶ 簡單好用法
將桂圓放入杯中，加入沸水沖泡後飲用。

▶ 材料替換
也可以將桂圓換成枸杞泡水飲用。

✔️其他對症食材推薦

百合	豬肉	香蕉

能清心除煩與寧心安神，用於熱病後餘熱未消跟神思恍惚、失眠多夢與心情抑鬱和喜悲傷欲哭等症。

有補虛強身與補中益氣、滋陰潤燥、豐肌澤膚的作用。凡病後體弱、產後血虛、面黃羸瘦者，皆可用之作營養滋補之品。

香蕉中含有生物鹼，可以振奮精神。其含有的色胺酸和維生素 B6 可以說明大腦製造血清，讓人產生高興的情緒。

 對症實用偏方

桂圓粥

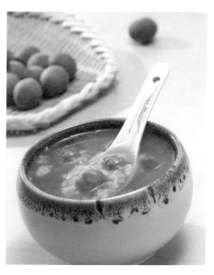

材料：桂圓 30 克，白米 50 克，白糖適量。

用法：將白米洗淨後放入砂鍋內，加適量清水煮粥，將熟時放入桂圓煮數沸，加白糖即成。空腹食用，每日 2 次，每次 1 湯匙，10 天為一療程。

功效：寧心安神，宜年老體衰、體弱貧血、久病體虛、產後女性焦慮、失眠等。

百合豬肉湯

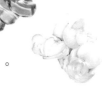

材料：百合 50 克，瘦豬肉 200 克，鹽少許。

用法：將瘦豬肉洗淨、切成小塊，與百合加鹽共煮爛熟，頓服。

功效：清熱潤肺，養血安神。

失眠

節制飲食，調節情緒

 症狀表現 主要表現為睡眠時間、深度的不足，以及不能消除疲勞、不能恢復體力與精力。輕者入睡困難，或寐而不酣，時寐時醒，或醒後不能再寐，重者徹夜不寐。

 症狀原因 失眠是指無法入睡或無法保持睡眠狀態，導致睡眠不足。是由於情志、飲食內傷，或病後及年邁、稟賦不足、心虛膽怯等病因，引起心神失養或心神不安，從而導致經常不能獲得正常睡眠為特徵的一類病症。其致病因素主要包括環境因素、個人因素、精神因素、情緒因素等。

專家飲食指導

要合理進食，睡覺前不要吃得過多。不要過多食用辛辣刺激性食物以及酒、咖啡、茶、可可等興奮食品，以免興奮神經，加重神經衰弱、失眠。不要過食不易消化的食物。

專家生活指導

要學會調節情緒。失眠時，可以自由聯想，以使自己放鬆下來，更快地進入睡眠之中。不要賴床，定期運動，以達到身心健康、延長深睡眠時間的效果。

✔對症明星食材推薦

食材名稱	使用注意	功效	適用對象
酸棗仁	凡有實邪鬱火及滑泄症者慎服。	能滋養心肝與安神和斂汗。有鎮靜與催眠、鎮痛跟抗驚厥；有一定降壓作用。用於陰血不足、心悸怔忡、失眠健忘、體虛多汗等症。	適合虛煩不眠、驚悸怔忡、體虛自汗、盜汗者食用。

▶簡單好用法
將酸棗仁研磨成粉末，每晚取 10 ～ 30 克泡茶飲用。

▶材料替換
也可以用酸棗仁和生地黃、白米煮粥。

✔其他對症食材推薦

百合	蓮子	五味子	小麥
具有清熱除煩、潤肺止咳、寧心安神等功效，對於治療失眠、神經衰弱、心煩有一定食療效果。	具有補脾、益肺、養心、益腎和固腸等作用。適用於心悸、失眠、體虛、遺精、白帶過多、慢性腹症等症。	收斂固澀與益氣生津和補腎寧心。久咳虛喘與夢遺滑精、遺尿尿頻、久瀉不止和自汗、盜汗、津傷口渴、短氣脈虛、內熱消渴跟心悸失眠等症。	養心安神、除煩。用於心神不寧、失眠、煩躁不安、精神抑鬱、悲傷欲哭等症。

✎ 對症實用偏方

蓮子百合粥

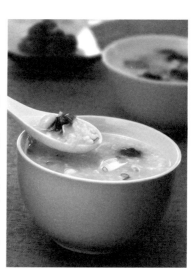

材料：糯米 150 克，蓮子、鮮百合各 50 克，桂圓肉 30 克，冰糖、蔥花各適量。

用法：將糯米淘洗乾淨，將蓮子、桂圓肉分別洗淨，將百合掰開洗淨，取鍋放入糯米、蓮子、桂圓肉，添適量水燒沸，小火煮約 20 分鐘，放入百合片，再熬煮 20 分鐘左右，加入冰糖、蔥花調勻即成。

功效：安神補腦、改善睡眠，主要用於治療心神不足、失眠健忘等症。

酸棗仁地黃粥

材料：酸棗仁 10 克，生地黃 15 克，白米 100 克。

用法：將酸棗仁、生地黃水煎取汁，放入白米煮粥食用。

功效：適宜陰血不足、心悸怔忡、失眠健忘、體虛多汗者食用。

甘麥大棗茶

材料：小麥 30 克，大棗 10 個，甘草 6 克。

用法：將甘草、小麥研粗末，與大棗放入保溫杯中，沖入沸水，蓋上蓋悶 10 ～ 15 分鐘，不拘時飲汁吃棗。可睡前 1 小時飲用。

功效：改善神經衰弱引起的失眠心悸、多汗不適等症。

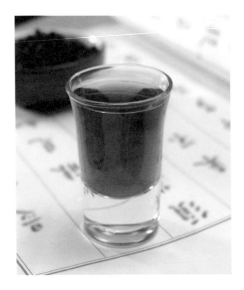

五味子酒

材料：五味子 50 克，白酒 500 毫升。

用法：將五味子洗淨，放入玻璃杯中，加白酒浸泡，瓶口密封，浸泡期間每日搖 1 次，15 天後即可飲用。每日 3 次，每次 3 毫升。

功效：可以改善失眠、頭暈、心悸、煩躁、健忘等症。

銀耳蓮子羹

材料：銀耳 10 克，蓮子 25 克，紅棗、冰糖各適量。

用法：將銀耳用水泡發洗淨，放入砂鍋中慢燉，再放入蓮子、紅棗，燉 30 分鐘，放入冰糖，燉至銀耳酥爛，汁成糊狀即可。

功效：有養心、安神、滋陰功效，適用於陰虛火旺型失眠。

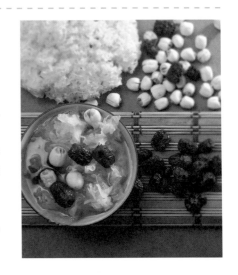

專家講堂，其他輔助偏方
趕走失眠，一夜香甜

失眠是很多人都有的問題，往往伴有身心疲憊、頭昏、精神不濟、記性差等症狀。不論上班族、中老年人、學生等都有可能發生失眠的現象。尤其是上班族，因為工作比較緊張，一天中面對電腦的時間又比較長，還可能一坐就是一整天，這樣就難免會產生脖子僵硬、精神萎靡、疲憊不堪。針對上班族久坐不動、工作緊張等原因造成的失眠，不妨試試下面的 2 個小偏方。

偏方一

用溫熱毛巾反復揉擦背部

將毛巾浸泡於溫水中，稍微擰乾，在背部正中線（即脊柱及脊柱兩旁）擦拭，重點擦拭頸椎、胸椎部分，先自上而下反復揉擦 5 分鐘，再用力擦拭局部皮膚至發紅為止。

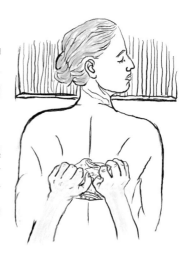

這個偏方主要是針對由於頸椎病、胸椎病引起的失眠。在臨床上，針對此類失眠，一般都會採用專業的針灸、推拿、熱療等方法治療。而用熱毛巾擦拭頸部、胸椎部，其實就是簡易的針灸、推拿和熱療。

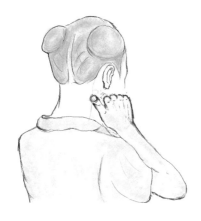

偏方二

按壓枕骨

將雙手大拇指伸至雙耳垂後枕骨下緣，用力深按，左右、上下揉搓數下，然後往左或往右移動一點。重復深按、揉搓的動作，直至將左右枕骨下緣區域全部按摩完畢。

抑鬱症

多吃深海魚，避免過度焦慮

症狀表現　心情低落、興趣和愉快感喪失、精力不濟或疲勞感等為典型症狀。其他常見的症狀有集中注意和注意的能力降低、自我評價降低、自罪觀念和無價值感（即使在輕度發作中也有）、認為前途暗淡悲觀、自傷或自殺的觀念或行為、睡眠障礙、食欲下降。病程持續至少 2 週。

症狀原因　抑鬱症又稱抑鬱障礙，以顯著而持久的心情低落為主要臨床特徵，是心境障礙的主要類型。抑鬱症的病因並不清楚，但可以肯定的是，生物、心理與社會環境諸多方面均參與了抑鬱症的發病過程。

 專家飲食指導

平時要多吃魚、魚油、人參等食物，有助於緩解抑鬱心情。如果能每週堅持吃魚類食物或魚油膠囊 2 次以上，有助於減輕抑鬱狀態。

 專家生活指導

盡可能解除或減輕患者過重的心理負擔和壓力，幫助患者解決生活和工作中的困難，提高患者應對能力，並積極為其創造良好的環境，讓患者保持向上的心態和樂觀的情緒。

 對症明星食材推薦

食材名稱	使用注意	功效	適用對象
人參	實證與熱證而正氣不虛者忌服。忌與五靈脂跟皂莢同用；服用人參後忌吃蘿蔔，不可飲茶，免使人參的作用受損；無論是煎服還是燉服，忌用五金炊具；忌與葡萄同吃，營養受損。	《神農本草經》中記載，人參「主補五臟，安精神，定魂魄，止驚悸」。現代研究證明人參含人參皂苷，具抗抑鬱功效。	精神抑鬱與精神恍惚和睡眠差等人群。

▶簡單好用法
可以直接購買市售的人參茶包泡茶飲用。

▶材料替換
人參的種類很多，不論用高麗參、野山參、西洋參、紅參等都可以達到相同的效果。

✔其他對症食材推薦

西洋參	魚
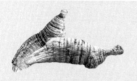	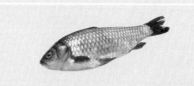
西洋參中的皂苷可有效增強中樞神經，達到靜心凝神、消除疲勞、增強記憶力等作用，適用於失眠、煩躁、記憶力衰退及老年癡呆等症狀。	魚中含有的 EPA 與 DHA，具有暢通血管、健腦益智的功效，還有改善情緒的作用。

 對症實用偏方

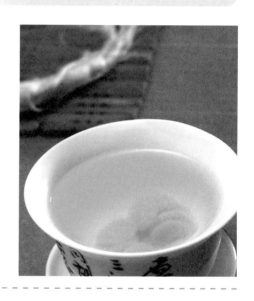

人參茶

材料：人參適量
用法：將人參切片，取 3 克放入杯中，沖入沸水，代茶飲用。每日服用 2 ～ 3 次。
功效：輔治心情煩躁、抑鬱等症。

清蒸海斑

材料：鮮海斑 1 條，鹽 5 克，料酒 5 克，蔥花、薑末各 6 克，清湯 100 克。
用法：海斑洗淨，去鱗、鰓，剖腹除內臟洗淨，在脊背兩側貼脊骨切刀，放熱水中稍燙，取出抹乾水分，用鹽、料酒、蔥花、薑末醃漬 20 分鐘，加清湯上屜蒸 15 分鐘，取出換盤，澆上蒸汁即成。每週食用 1 次。
功效：富含不飽和脂肪酸，具有降低膽固醇、軟化血管、防癌抗衰老之功效，是深海魚油的主要原料。

肥胖

控制進食量，堅持運動

 症狀表現 體重超過標準體重的 20% 即為肥胖症。隨肥胖程度不同可伴有不同程度的氣短、易疲勞、嗜睡、頭暈、頭痛、痰多、胃納亢進、便祕、胸悶、腹脹、汗多、口臭、多飲、畏熱、性功能減退等臨床表現。

 症狀原因 由於食物攝入過多或身體代謝的改變而導致體內脂肪積聚過多，造成體重過度增長並引起人體病理、生理改變或潛伏。其產生的原因有遺傳與環境、物質代謝與內分泌功能的改變、精神因素、藥物因素、生活及飲食習慣等。

 專家飲食指導

要保證膳食中所含營養素種類齊全、數量充足、比例適當。食物多樣、穀物為主；控制食量，不暴飲暴食；常吃豆類及其製品；吃適量的魚、禽、蛋、瘦肉，少吃肥肉和葷油。

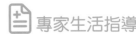 **專家生活指導**

在控制飲食的同時，要注意結合適量的運動。可以採用有氧運動，運動強度以中小運動強度為主。增加活動量應該循序漸進。

✔ 對症明星食材推薦

食材名稱	使用注意	功效	適用對象
綠茶	喝茶時最好在飯後，不要飲用隔夜茶。青少年、孕產婦等則不宜喝濃茶。	茶葉中的咖啡鹼能提高胃液的分泌量，可以幫助消化，增強分解脂肪的能力。所謂「久食令人瘦」的道理就在這裡。	適合肥胖、心血管疾病、癌症等人群。

▶簡單好用法
可以將茶葉隨身攜帶，放入杯中，隨時沖飲。

▶材料替換
也可以將綠茶換成普洱茶，再加入適量菊花沖飲，能夠消脂瘦身、解油膩。

✔ 其他對症食材推薦

海帶	冬瓜	綠豆	荷葉
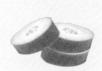		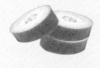	
海帶含有大量的膳食纖維，可以增加肥胖者的飽腹感，而且海帶脂肪含量非常低，熱量低，是肥胖者減肥的良好食物。	具有良好的利尿消腫功效，並有助於人體減肥消脂的效果。	綠豆富含皂素、纖維素、球蛋白等物質，能清血、降血脂、降血壓，能有效改善肥胖症。	荷葉中的荷葉鹼能有效分解體內的脂肪，並且促進脂質排出體外。

✎ 對症實用偏方

綠茶

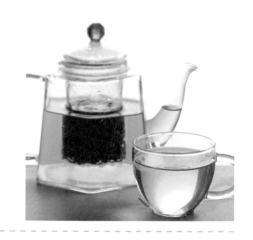

材料：綠茶適量

用法：將茶葉放入茶壺中，沖入沸水，靜置 5 分鐘後飲用即可。

功效：減肥輕身，適宜肥胖人群常飲。

首烏冬瓜皮烏龍茶

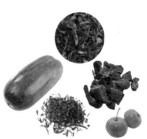

材料：首烏 30 克，冬瓜皮、槐角各 18 克，山楂肉 15 克，烏龍茶 3 克。

用法：將槐角、首烏、冬瓜皮、山楂肉一起放入鍋中煎煮，去渣；用其湯液沖泡烏龍茶，代茶飲用。

功效：具有消脂減肥的功效

海帶草決明湯

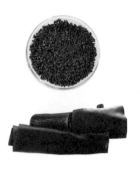

材料：海帶 10 克，草決明 15 克。

用法：將海帶洗淨，與草決明一起放入鍋中用水煎，
　　　濾除草決明，吃海帶飲湯。

功效：可袪脂降壓，適用於高血壓、冠心病及肥胖之
　　　人減肥食用。

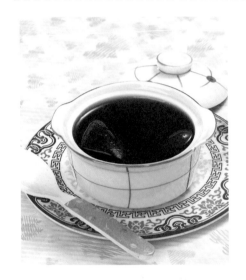

綠豆海帶湯

材料：綠豆、海帶各 100 克。

用法：將海帶浸泡洗淨，與綠豆一起煮
　　　湯飲用。

功效：有減肥消脂、降血壓的作用。

薏仁荷葉茶

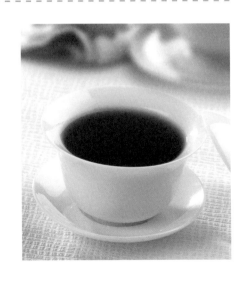

材料：荷葉1張，生山楂、薏仁各 10 克，
　　　橘皮 5 克。

用法：將荷葉洗淨，切細，與生山楂、
　　　薏仁、橘皮一起放入杯中，用開
　　　水沖沏。代茶飲，連服 3 個月。

功效：健脾除濕、減肥輕身、消除水腫，
　　　可用於輔治肥胖。

頸椎病

忌食生冷刺激食物，注意頸椎保健

 症狀表現
頸椎病的臨床症狀較為複雜。主要有頸背疼痛、上肢無力、手指發麻、下肢乏力、行走困難、頭暈、噁心、嘔吐，甚至視物模糊、心動過速及吞咽困難等。頸椎病的臨床症狀與病變部位、組織受累程度及個體差異有一定關係。

 症狀原因
主要由於頸椎長期勞損、骨質增生，或椎間盤突出、韌帶增厚，致使頸椎脊髓、神經根或椎動脈受壓，出現一系列功能障礙的臨床綜合症。

專家飲食指導

頸椎病患者要忌寒涼生冷之品，如綠豆、冬瓜、芹菜等涼性食品以及冰食、冷飲等，以免影響疾病的康復。忌酗酒及大量飲用咖啡及濃茶，忌油膩之品，忌食辛辣之品。

專家生活指導

症狀急性發作期宜休息，不宜增加運動刺激。有較明顯或進行性脊髓受壓症狀時禁忌運動，特別是頸椎後仰運動。椎動脈型頸椎病時頸部旋轉運動宜輕柔緩慢，幅度要適當控制。

✔ 對症明星食材推薦

食材名稱	使用注意	功效	適用對象
生薑	陰虛火旺、目赤內熱、癰腫瘡癤、肺炎、肺膿腫、肺結核、胃潰瘍、膽囊炎、腎盂腎炎、糖尿病、痔瘡者不宜長期食用。	薑中含有揮發油、薑辣素等成分，能刺激皮膚，使毛細血管擴張充血，增加皮膚血液循環。	生薑外用可祛風散寒與舒筋止痛，適宜頸椎病患者外用。

▶簡單好用法
用生薑敷患處時，要是未出現皮膚刺激過敏反應，可延長貼敷的時間。

▶材料替換
生薑換老薑，泡白酒中，3 天後擦於患處，每次 3 分鐘，連擦 20 天。

其他對症食材推薦

羊肉	丹參	蔥
《本草綱目》認為羊肉能暖中補虛與補中益氣、開胃健身和益腎氣、養膽明目跟治虛勞寒冷及五勞七傷。	能祛瘀止痛與活血調經跟降脂減肥和清心除煩。	發汗解表與散寒通陽跟解毒散凝，輔治風寒感冒輕症與癰腫瘡毒、痢疾脈微跟寒凝腹痛、小便不利等病症。

✎ 對症實用偏方

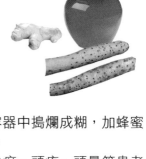

生薑山藥糊外敷

材料：鮮山藥、生薑各 20 克，蜂蜜適量。

用法：山藥去皮洗淨、切片，生薑切片，一起放入容器中搗爛成糊，加蜂蜜拌勻。每晚敷頸椎疼處 2 個小時，連敷 10 天。

功效：促進頸椎血液循環，通血脈，適宜頸椎病、血瘀、頭疼、頭暈等患者使用。

蔥薑羊肉湯

材料：羊肉 100 克，大蔥、紅醋各 30 克，生薑 15 克，大棗 5 個。

用法：將所有材料放入鍋中，加入適量水，煮至剩下一碗湯，飲用。 每日 1 次。

功效：益氣、散寒、通絡。輔治經絡痹阻型頸椎病。

肩周炎

注意肩部保暖，忌吃肥膩食品

症狀表現　肩部逐漸產生疼痛，疼痛逐漸加重，肩關節活動功能受限而且日益加重，達到某種程度後逐漸緩解，直至最後完全復原為主要表現的肩關節囊及其周圍韌帶、肌腱和滑囊的慢性特異性炎症。肩周炎是以肩關節疼痛和活動不便為主要症狀的常見病症。

症狀原因　肩部原因：長期過度活動、姿勢不良等所產生的慢性致傷力是主要的激發因素；肩部急性挫傷、牽拉傷後治療不當等。
肩外原因：頸椎病，心、肺疾病發生的肩部牽涉痛，因原發病長期不癒使肩部肌肉持續性痙攣、缺血而形成炎性病灶，轉變為肩周炎。

專家飲食指導

忌吃肥膩食品，忌吃海味，忌飲酒及大量飲咖啡、濃茶，忌吃生冷寒涼之物，以免加重病情，不利於患者康復。

專家生活指導

睡覺時應採取最舒服的姿勢。夏季要做好保溫工作，不要讓空調或者風扇直接對著肩膀吹。冬季要做好保暖工作。

✔對症明星食材推薦

食材名稱	使用注意	功效	適用對象
桑枝	寒飲束肺者不宜服。	祛風濕與通經絡和行水氣。主風濕痺痛與中風半身不遂跟水腫腳氣，用於肩臂、關節酸痛麻木等症。	適合風濕熱痺、四肢關節疼痛患者食用。

▶簡單好用法
可只用桑枝煮湯，用於輔治肩關節紅腫、熱痛等屬熱痺的關節病變。

▶材料替換
肩周炎肩膀麻木者，在上述用法中，可加入全蠍 5 克，僵蠶 10 克。

✔ 其他對症食材推薦

雞血藤	威靈仙	當歸	桂枝
具有活血舒筋與養血調經的功效，輔治風濕痹痛跟手足麻木、肢體癱瘓與月經不調、經行不暢、痛經和經閉、白血球減少症。	祛風除濕與通絡止痛、消痰水跟散癖積，輔治痛風頑痹和風濕痹痛與肢體麻木。	補血、活血、調經止痛、潤燥滑腸，輔治血虛諸證、月經不調、經閉、痛經、崩漏、虛寒腹痛、痿痹、肌膚麻木、腸燥便難、赤痢後重、癰疽瘡瘍、跌撲損傷。	散寒解表與溫通經脈跟通陽化氣。輔治風寒表證和寒濕痹痛、四肢厥冷、經閉腹痛與症瘕結塊、胸痹跟心悸、小便不利。

✎ 對症實用偏方

當歸瘦肉湯

材料：胡椒 12 克，當歸 20 克，豬瘦肉 60 克。

用法：將豬瘦肉洗淨切塊，與胡椒、當歸一起放入鍋中煮熟。飲湯，每日 1 次。

功效：適用於肩周炎急性期，症見肩及臂疼痛，肩關節外展、外旋受限，肩前、後、外側有壓痛等。

桑枝雞血藤湯

材料：桑枝 20 克，雞血藤、威靈仙各 30 克，當歸 20 克，羌活、桂枝、白芍、薑黃、防風各 15 克，細辛 5 克。

用法：先將除細辛以外的藥材加水煎煮，再加入細辛，煎服，每日 1 劑。

功效：輔助治療肩周炎

腰椎間盤突出

多吃高鈣食物，注意坐姿、睡姿

 症狀表現 最先出現的症狀是腰痛，有時可伴有臀部疼痛、一側下肢或雙下肢麻木疼痛、下肢放射痛、坐骨神經痛、馬尾神經症狀。

 症狀原因 主要是因腰椎間盤各部位尤其是髓核，有不同程度的退行性改變後，在外力因素作用下，椎間盤纖維環破裂，髓核組織從破裂之處突出（或脫出）於後方或椎管內，致相鄰脊神經根遭受刺激或壓迫，從而產生腰部疼痛。

專家飲食指導

飲食上多吃一些含鈣量高的食物，如牛奶及乳製品、蝦皮、海帶、芝麻醬、豆製品等，以利於鈣的補充。注意營養結構合理。

專家生活指導

要有良好的坐姿，床不宜太軟。長期伏案工作者需要注意桌椅高度，定期改變姿勢。工作中應定時做伸腰、挺胸活動。加強腰背肌訓練，增加脊柱的內在穩定性。

✔ 對症明星食材推薦

食材名稱	使用注意	功效	適用對象
威靈仙	氣血虧虛及孕婦慎服。	祛風除濕、通經活絡、消痰水、散癖積，輔治痛風頑痺、風濕痺痛、肢體麻木、膝冷痛、筋脈拘攣、屈伸不利、腳氣、瘧疾、破傷風、扁桃體炎等。	適宜風濕骨痛與黃疸和浮腫跟跌打內傷等患者食用。

▶簡單好用法
可以直接用威靈仙和杜仲燉豬腰，吃豬腰喝湯。

▶材料替換
上述用法中，也可以將豬腰換成牛膝。

✔ 其他對症食材推薦

杜仲	牛肉	羊脛骨	艾葉	續斷
補益肝腎、強筋壯骨、調理沖任、固經安胎。輔治腎陽虛引起的腰腿痛或酸軟無力，肝氣虛引起的胞胎不固、陰囊濕癢等症。	補脾胃與益氣盤跟強筋骨。輔治虛損羸瘦和消渴、脾弱不運與痞積、水腫跟腰膝酸軟。	對牙疼與筋骨攣痛跟月經不斷等有食療作用。泡酒飲服，可治療筋骨諸病。	溫經散寒，對風寒誘發的腰椎間盤突出症效果好。	補肝腎與強筋骨跟續折傷和止崩漏。一般用於治療腰膝酸軟與風濕痺痛、崩漏和胎漏、跌撲損傷。

 對症實用偏方

香菇牛肉粥

材料：牛肉 100 克，白米、香菇、五香粉、鹽各適量。

用法：將牛肉洗淨切丁；香菇放入開水中略燙，撈出切成碎粒，與白米、牛肉丁加水同煮成粥，粥熟後加五香粉和鹽調味，溫熱食用即可。

功效：輔治腰椎間盤突出

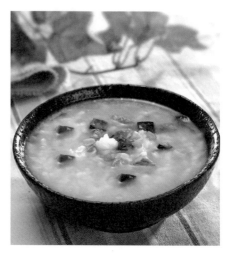

羊脛骨酒

材料：羊脛骨 1 根，黃酒適量。

用法：將羊脛骨用火烤至焦黃色，砸碎，研細末。飯後以溫黃酒送服 5 克，每日 2 次。

功效：輔治腰椎間盤突出

杜仲威靈仙豬腰湯

材料：豬腰 1 個，威靈仙 55 克，杜仲 20 克。

用法：將威靈仙和杜仲分別研粉後拌勻；豬腰洗淨去筋膜，洗淨剖開，放入威靈仙杜仲粉，攤勻後合緊，放入碗中，加少量水，慢火久蒸。食肉喝湯，每日 1 劑。

功效：對腎氣虧虛所致的腰肌勞損、腰椎間盤突出有良效。

醋炒艾葉外敷

材料：艾葉、醋各適量。

用法：將艾葉洗淨瀝乾，加醋炒至焦黃，趁熱用布裹好敷在患處，每日 1 次。

功效：艾葉溫經散寒，對風寒型腰椎間盤突出有療效。

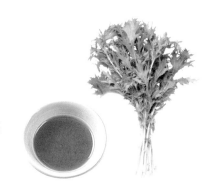

黑芝麻核歸丸

材料：核桃仁、黑芝麻各 210 克，續斷、木瓜、元胡各 30 克，骨碎補 45 克，杜仲、菟絲子、當歸各 60 克，香附 15 克，黃酒適量，煉蜜 250 克。

用法：除核桃仁、黑芝麻、煉蜜、黃酒之外，餘藥曬乾，研碎過篩備用；將黑芝麻碾碎，再放入核桃仁一起碾細，再與藥粉一起倒入盆內，以煉蜜 250 克分數次加入盆內攪拌，反復揉搓成團塊，製成重 7 克的丸。每天 2 次，每次 1 丸，黃酒 20 毫升送下，連服 100 丸為一療程。

功效：具有活血祛瘀、消腫止痛的功效，用於治療腰椎間盤突出症。

痔瘡

忌食生冷、辛辣、刺激食品，保持定時排便

症狀表現 痔瘡常見的症狀主要有大便出血（出血一般發生在便前或者便後，有單純的便血，也會與大便混合而下）、大便疼痛（大便時出現肛周疼痛現象）、直腸墜痛、腫物脫出、流分泌物、肛門搔癢等。

症狀原因 醫學所指痔瘡包括內痔、外痔、混合痔，是肛門直腸底部及肛門黏膜的靜脈叢發生曲張，而形成一個或多個柔軟的靜脈團的一種慢性疾病。主要原因有肛墊下移、靜脈曲張、不良飲食習慣以及遺傳因素等。

 專家飲食指導

> 要注意飲食調節，忌酒，忌吃辛辣刺激的食物，多吃蔬菜水果，多喝水。痔瘡術後患者宜食清淡，少吃油膩或熏煎食品，飲食最好定時定量，不能暴飲暴食。

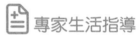 專家生活指導

> 要定時排便且保持大便通暢，盡可能一次排大便，便後要注意清潔肛門。平時要加強鍛煉，增強身體的抗病能力。也可用自我按摩的方法改善肛門局部血液循環。

✔ 對症明星食材推薦

食材名稱	使用注意	功效	適用對象
木耳 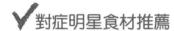	孕婦不宜多吃。	有益氣和充饑、輕身強智與止血止痛跟補血活血等功效。	適合心腦血管疾病、出血性疾病、結石症患者食用，特別適合缺鐵者、礦工、冶金工人、紡織工、理髮師食用。

▶簡單好用法
可取泡發木耳 30 克，洗淨，放鍋中，加水煮成羹後食用。

▶材料替換
木耳 15 克泡發洗淨，加水煮爛後，加白糖或柿餅食用。

✔ 其他對症食材推薦

空心菜	無花果	槐花	香蕉	荸薺
		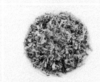		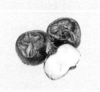
清熱涼血。空心菜中的大量纖維素可增進腸道蠕動，加速排便，對於防治便祕及減少腸道癌變有積極的作用。	有健胃清腸與消腫解毒和祛痰理氣跟促進食欲的功效。	具涼血止血與清肝瀉火功效。輔治腸風便血與痔血、血痢、尿血、血淋和崩漏、吐血、衄血、肝火頭痛跟目赤腫痛、喉痺、失音、癰疽瘡瘍等。	可清熱潤腸與促進腸胃蠕動、清熱解毒跟利尿消腫和安胎。	具清熱瀉火與涼血解毒、利尿通便和消食除脹跟預防急性傳染病的功效。可輔助調理痔瘡、痢疾便血、婦女崩漏、陰虛肺燥、痰熱咳嗽、咽喉不利、痞塊積聚、目赤障翳等。

 對症實用偏方

涼拌空心菜

材料：空心菜 300 克，大蒜（白皮）15 克，
　　　香油、白糖、鹽各適量。
用法：空心菜洗淨，切段；蒜洗淨，切成末。
　　　鍋內加水燒開，放入空心菜，汆燙後
　　　撈出瀝乾，空心菜中加入蒜末、白糖、
　　　鹽、少量涼開水、香油拌勻即成。
功效：潤腸通便，防治痔瘡。

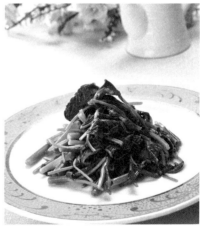

木耳柿餅湯

材料：木耳 3 ～ 6 克，柿餅 30 克。
用法：將木耳泡發洗淨，與柿餅放入鍋中同煮爛後食用。
功效：涼血止血，用於內外痔瘡出血。

豬肉槐花湯

材料：瘦豬肉 100 克，槐花 50 克。

功效：具有涼血、止血的功效，可用於痔瘡、
　　　大腸熱盛引起的便血。

用法：將瘦豬肉洗淨、切小塊，與槐花一起放
　　　入鍋中加水煎服，每日 1 次。

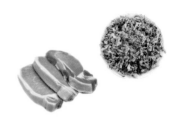

無花果燉瘦肉

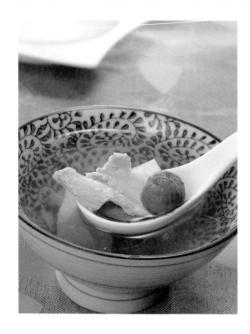

材料：豬瘦肉 150 克，無花果 50 克，
　　　薑片、鹽各適量。

用法：豬瘦肉洗淨，切成片；無花果用
　　　清水浸泡，洗淨。將豬肉、無花
　　　果、薑片放入鍋內，加入適量涼
　　　開水，燉 3 小時，加入適量鹽
　　　調味即可。

功效：健胃理腸、益氣養血，輔助治療
　　　痔瘡、慢性腸炎等疾病。

煮香蕉

材料：帶皮香蕉 2 根

功效：具有清熱潤腸的功效，用於輔助治療大便乾
　　　結、痔瘡出血等。

用法：將帶皮香蕉加水燉，連皮食，並飲湯。

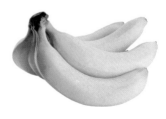

第三章

日常碰撞
外傷不用慌

俗話説，人在江湖飄，哪能不挨刀。在我們的日常
生活中，外傷不可避免，一不小心，可能就會被割
傷、咬傷、扭傷等。外傷總是讓我們坐立不安，能
及時的處理問題，我們才能健康生活。本章精選了
一部分外傷偏方，相信一定會對你有所幫助。

- 小擦傷、小割傷
- 咬傷
- 燙傷
- 凍傷
- 骨折
- 扭傷
- 足跟疼
- 急性腰扭傷

小擦傷、小割傷

少吃辛辣刺激食物，注意傷口清潔

 症狀表現 小擦傷主要為抓痕、擦痕、撞痕、壓痕、壓擦痕、出血、液體滲出及表皮脫落等，損傷輕微。小割傷主要表現為皮膚破損、小出血等。輕微的擦傷和割傷，只需塗用紅藥水或紫藥水，幾天後即可癒合。

 症狀原因 小擦傷是由於鈍器機械力摩擦的作用，造成表皮剝脫、翻捲為主要表現的損傷。小割傷是指被利器劃傷皮膚。

專家飲食指導

平時的飲食要以清淡為主，少吃辛辣刺激的食物。可以適當補充維生素 C，以促進傷口的癒合。

專家生活指導

要注意傷口的清潔衛生，防止感染。在活動時注意不要碰到傷口，以免影響傷口的癒合。

✔ 對症明星食材推薦

食材名稱	使用注意	功效	適用對象
魚肝油	慢性腎功能衰竭、高鈣血症、高磷血症伴腎性佝僂病患者禁用。	魚肝油裡含有豐富的維生素 A，能給傷口局部細胞提供營養，促進組織生長和修復。	兒童、孕產婦、過敏性鼻炎患者以及缺鈣的人群。

▶簡單好用法
可以用棉花棒蘸取魚肝油，塗抹在傷口處。

▶材料替換
也可以將魚肝油換成大蒜內膜，貼在傷口處。

其他對症食材推薦

香油	大蒜內膜	南瓜葉	雞蛋內膜
具有散瘀止痛、涼血、填腦髓、強筋骨等作用。	大蒜及其內膜都含有大蒜素，可殺滅大腸桿菌和病毒。將大蒜內膜貼在傷口處，可抑制細菌生長，防止感染。	具有消炎與鎮痛和祛瘀跟止血作用，可用於各種擦傷、碰傷、割傷和燙傷。	雞蛋殼內膜含角蛋白，膜的內面附著有黏蛋白，用它貼在傷口處有助於保護潰瘍面，緩和炎症和疼痛，促進傷口癒合。

✎ 對症實用偏方

魚肝油外敷

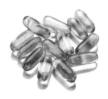

材料：魚肝油丸適量

用法：先按常規清洗處理傷口，再把魚肝油丸剪破，將裡面的油液倒在傷口
上，將其完全覆蓋即可。

功效：魚肝油裡的油性成分覆蓋在傷口上，能起到類似 OK 繃的作用。

- -

大蒜內膜貼敷

材料：大蒜適量

用法：先取一瓣大蒜，小心剝去大蒜的外皮，將附在大蒜
上的透明薄膜小心取下，然後輕輕貼在傷口上就可
以了。需要提醒的是，要用蒜膜緊貼大蒜的那一面
貼在傷口上，這樣才能將蒜膜的殺菌作用最大化。

功效：適用於小割傷、小擦傷。

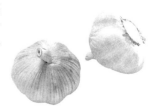

咬傷

遠離發物、刺激性食品，遠離致傷源

 症狀表現 輕微的咬痕僅在皮膚上留下輕微的痕跡，並很快消失；稍重的咬痕形成皮下出血，伴有擦傷；更重的咬傷使皮膚的完整性遭到破壞，形成挫裂甚至組織器官缺損，創緣不整齊。較多見的是以對稱的半弧形的若干牙印構成的圓形或橢圓形咬痕。

 症狀原因 咬傷是指人或動物的上下頜牙齒咬合所致的損傷，在攻擊和防禦時均可形成。由於人體牙弓形態、牙的排列和疏密以及生理、病理變化的不同，加之又會有牙的修復、脫落等變化的影響，所以牙的咬痕具有個體特異性。

🍲 專家飲食指導

被咬傷後，一定注意不要吃辛辣刺激性強的食物和飲料，比如辣椒、酒、咖啡等食品；同時要注意避免發物，以免不利於傷口的癒合。多吃一些富含蛋白質的食物，以提高抵抗力。

📋 專家生活指導

對於不同咬傷要有不同的處理措施：被可能攜帶狂犬病毒的動物咬傷，一定要注射狂犬疫苗；被冷血動物咬傷，則要注意消炎。在生活中要注意人身安全，遠離致傷源。

✔ 對症明星食材推薦

食材名稱	使用注意	功效	適用對象
蜂蜜 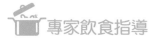	未滿一歲嬰兒，濕阻中焦的脘腹脹滿、苔厚膩者不宜食用蜂蜜。	蜂蜜能補中緩急、潤肺止咳、潤腸燥、解毒。	適宜犬與蛇咬傷，蠍跟蜂螫傷等。

▶簡單好用法
可以直接將蜂蜜塗於患處。

▶材料替換
將大蒜、生薑搗爛取汁，塗於傷處。

其他對症食材推薦

蔥	茄子	辣椒粉	鮮桃樹葉
可以發汗解表、通陽、解毒、散寒。	具清熱止血、消腫止痛的功效。用於熱毒癰瘡、皮膚潰瘍、口舌生瘡、痔瘡下血、便血和衄血等症。	能夠通過發汗而降低體溫，並緩解肌肉疼痛，因此具有較強的解熱鎮痛作用。	可清熱解毒、殺蟲止癢，適用於痔瘡、癬瘡、瘧疾、濕疹、陰道滴蟲等症。搗爛外敷，能解毒斂瘡，用於狗咬傷。

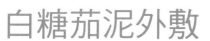 對症實用偏方

蜂蜜蔥糊外敷

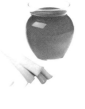

材料：蜂蜜 30 克，大蔥 2 根。
用法：將大蔥洗淨，搗爛成泥，加入蜂蜜攪勻。敷於傷處，每日換藥 1 次。
功效：適用於狗、蛇咬傷以及蜂、蠍子螫傷等。

白糖茄泥外敷

材料：茄子、白糖各適量。
用法：將鮮茄子切碎，加入適量白糖，一起搗爛塗敷。
功效：具有解毒、止痛的功效，用於野蜂螫傷、蜈蚣咬傷。

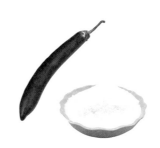

燙傷

忌食辛辣刺激性食物，遠離燙傷源

症狀表現　一度燙傷局部輕度紅腫、無水泡、疼痛明顯。應立即脫去衣襪，將傷口放入冷水中浸洗 30 分鐘，再用香油、菜籽油塗擦傷口。二度燙傷局部紅腫疼痛，有大小不等的水泡，大水泡可用消毒針刺破後放水，塗上燙傷膏後包紮，鬆緊要適度。三度燙傷呈灰或紅褐色，此時應用乾淨布包住傷口及時送往醫院。

症狀原因　燙傷主要是由高溫液體（如沸水、熱油）、高溫固體（燒熱的金屬等）或高溫蒸汽等所引起的皮膚或肌肉的損傷。

🍲 專家飲食指導

忌食辛辣（如辣椒、酒水等）和高熱量食物（如羊肉、狗肉等），宜食高蛋白食物，可多喝些鯽魚湯、黑魚湯、牛奶等易消化的流質飲食，以利於傷口細胞增長，加速癒合。

📋 專家生活指導

平時生活中一定要盡量做好防範措施。一旦被燙傷後，要根據傷情，立刻做出處理和急救。

✔ 對症明星食材推薦

食材名稱	使用注意	功效	適用對象
豆腐	豆腐中含普林較多，普林代謝異常的痛風患者和血尿酸濃度增高的患者忌食豆腐;脾胃虛寒、經常腹瀉便溏者慎食。	具有補中益氣和清熱潤燥、生津止渴與清潔腸胃跟解熱毒等作用。	適宜高血壓、高脂血症跟骨質疏鬆和肥胖及更年期綜合症患者食用。外用可緩解燙傷疼痛。

▶簡單好用法
可以直接將豆腐和白糖拌勻，敷於燙傷處，豆腐乾了後再換上。換幾次後即可止痛。

▶材料替換
也可以在受傷處塗上醬油，能止痛。

✔ 其他對症食材推薦

白糖	雞蛋清	鮮葡萄
具有清熱、消炎、降火等功效。	局部敷蛋清，有止痛、消炎、防止化膿的作用；對已開始化膿的部位也有控制炎症擴展、促使炎症局限化的作用。	具有補氣益血、補肝益腎、滋陰生津、強筋健骨、止咳除煩、通利小便的功效。

✏ **對症實用偏方**

白糖大黃豆腐外敷

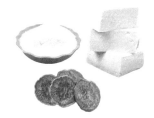

材料：新鮮豆腐 1 塊，白糖 50 克，大黃末 5 克。
用法：將豆腐洗淨，放入碗中，加入白糖、大黃末拌勻。敷於燙傷處，豆腐乾了就換掉。
功效：對傷口已爛的燙傷療效極佳

蛋清白酒外敷

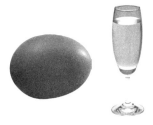

材料：雞蛋 1 個，白酒 15 克。
用法：取蛋清與白酒調勻，敷在患處，每日 3 ～ 4 次。
功效：消炎止痛，用治燙傷，有收斂、營養和促進傷口癒合的作用。

凍傷

飲食宜營養，注意保暖防凍

症狀表現 以曝露部位出現充血性水腫紅斑、遇高溫時皮膚搔癢為主要特徵，嚴重者可能會出現患處皮膚糜爛、潰瘍等現象。

症狀原因 凍傷是一種由寒冷所致的末梢部局限性炎症性皮膚病，是一種冬季常見病，當身體較長時間處於低溫和潮濕刺激時，就會使體表的血管發生痙攣，血流量因此減少，造成組織缺血缺氧，細胞受到損傷，尤其是肢體遠端血液循環較差的部位，如腳趾。其產生的因素主要有氣候因素、局部因素、全身因素等。

專家飲食指導

要注意增加營養，多食高熱量的食物，保證身體足夠的熱量供應，同時要多食用富含維生素的食物，以增強身體的抵抗力。

專家生活指導

平時要注意鍛煉身體，提高皮膚對寒冷的適應力。保護好易凍部位，如手足、耳朵等處。平時經常揉搓這些部位，以加強血液循環。在洗手、洗臉後，可擦一些油質護膚品。

✔ 對症明星食材推薦

食材名稱	使用注意	功效	適用對象
辣椒	牙疼、喉痛、咯血、瘡癤等熱證或陰虛火旺的高血壓、肺結核病患者應慎食。	辣椒可袪寒，具有溫經散寒、活血化瘀、消腫止痛的功效。辣椒水能發汗和促進手部血液循環。	適合高脂血症、動脈硬化、冠心病、腦血栓、糖尿病等患者食用；外用適宜凍瘡患者。

▶簡單好用法
取辣椒 5 ～ 15 克，煎水洗患處。

▶材料替換
也可將辣椒換茄子根。將茄子根洗淨曬乾，折小段，放鍋中加水煎 30 分鐘，用煎好的水浸泡凍傷處。每次泡 15 ～ 20 分鐘。

✔ 其他對症食材推薦

紅花	乾薑	白蘿蔔	絲瓜
具活血通經、散瘀止痛功效，可用於經閉、痛經、惡露不行、癥瘕痞塊、跌倒損傷、瘡瘍腫痛等症。	具有溫中散寒、回陽通脈、燥濕消痰、溫肺化飲的功效，可用於輔助治療脘腹冷痛、嘔吐、泄瀉、亡陽厥逆、寒飲喘咳、寒濕痹痛等症。	白蘿蔔內服具有清熱生津、涼血止血、化痰止咳、益脾和胃、消暑下氣功效；外用可消腫與消炎。	具有清熱與利尿、活血跟通經和解毒之效。

✏ 對症實用偏方

凍瘡酒

材料：紅花跟乾薑各 20 克，制附子 10 克，徐長卿 15 克，肉桂 8 克，白酒 1000 毫升。

用法：將上藥放入玻璃瓶，加入白酒浸泡，10 天後即可盛杯飲用。每日 2 ～ 4 次，每次 8 ～ 10 毫升。

功效：該藥酒具有溫陽化瘀的功效，可用於治療和預防凍瘡等。

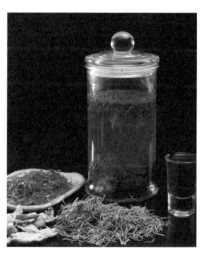

辣椒酒外塗

材料：尖辣椒 10 ～ 15 克，白酒適量。

用法：將尖辣椒洗淨切絲，用白酒浸泡 10 天，去渣過濾。塗於局部紅腫發癢處，每日 3 ～ 5 次，要輕輕塗擦，防止皮膚搓破。

功效：活血散瘀，治療凍傷初期局部紅腫發癢。

骨折

飲食宜軟爛，加強功能鍛煉

症狀表現

骨折的症狀主要表現為畸形（骨折端移位可使患肢外形發生改變，主要表現為縮短、成角、延長）、異常活動（骨折後出現不正常的活動）、局部腫脹、瘀血、骨擦音或骨擦感，部分嚴重的患者還會出現休克。

症狀原因

骨折是指骨結構的連續性完全或部分斷裂。患者常為一個部位骨折，少數為多發性骨折。經及時恰當處理，多數患者能恢復原來的功能，少數患者可遺留有不同程度的後遺症。發生骨折的病因主要有直接暴力、間接暴力以及積累性勞損等。

專家飲食指導

要選擇易於消化吸收的食物，不宜食用煎炸食物及辣椒、生薑、芥末等刺激性辛辣食品。骨折中期可適當補鈣，骨折後期以高蛋白、高熱量食物為主，輔以新鮮蔬菜、水果等。

專家生活指導

骨折後一定要注意休息，並通過功能鍛煉，增加骨折周圍的血液循環，促進骨折癒合，防止肌肉萎縮。

✓ 對症明星食材推薦

食材名稱	使用注意	功效	適用對象
田七	氣血虧虛所致的痛經、月經失調不宜選用。	輔治咯血、吐血、衄血、便血、崩漏、外傷出血、胸腹刺痛、跌撲瘀腫、胸痺絞痛、血瘀經閉、痛經、產後瘀血腹痛、瘡癰腫痛。	適合各類血證、三高、心臟病、跌打損傷等患者食用。

▶簡單好用法
可以將田七泡酒飲用。

▶材料替換
可以將田七換成接骨草，泡酒外用，用紗布浸透接骨草酒敷於骨折部位皮膚。

其他對症食材推薦

螃蟹	韭菜根	雞蛋殼
具有補骨添髓、養筋活血、通經絡、利肢節、續絕傷、滋肝陰、充胃液等功效，適用於跌打損傷、筋斷骨碎、瘀血腫痛等。	韭菜根搗爛能消炎止痛、止血。適用於跌打損傷、瘀血腫痛或外傷出血不止等症。	雞蛋殼能制酸、止痛，研末外用可用於外傷止血、固澀收斂。

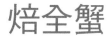 對症實用偏方

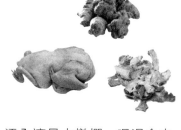

田七當歸燉鴿

材料：淨鴿子 1 只， 田七、當歸各 10 克。

用法：將淨鴿子與田七、當歸一同放入鍋內，添入適量水燉爛。喝湯食肉，每天 1 次，連續食用 7 ～ 10 天。

功效：適用於骨折初期

焙全蟹

材料：螃蟹 2 只，白酒適量。

用法：將蟹焙乾研末，每服 20 克，以白酒送服。

功效：散瘀血、通經絡、續筋接骨。

鮮韭菜根泥外敷

材料：鮮韭菜根適量

用法：將鮮韭菜根洗淨，搗爛如泥，敷於骨折處。

功效：消炎止血、鎮痛接骨，用於斷骨接骨復位。

扭傷

適當補充鈣，禁食辛辣刺激性食物

症狀表現 其症狀主要表現為損傷部位疼痛腫脹和關節活動受限，傷處肌膚發紅或青紫。關節出現疼痛、腫脹、皮下瘀血、關節功能障礙等症狀，其程度隨損傷程度而各異。

症狀原因 扭傷是指四肢關節或軀體的軟組織損傷，而無骨折、脫臼、皮肉破損等情況。多在外力作用下，使關節發生超常範圍的活動，造成關節內外側副韌帶損傷。多由劇烈運動等引起某一部位皮肉筋脈受損，以致經絡不通，瘀血壅滯局部而成。

專家飲食指導

扭傷時要適當補充鈣，因為鈣是修復結締組織的主要成分。多食富含維生素 C 的新鮮蔬菜和水果，並注意合理的烹調方法，防止維生素 C 過度損失。禁食辛辣刺激的食物。

專家生活指導

為防止扭傷，在平時要注意訓練方法合理，科學地增加運動量。在運動之前要充分做好準備活動，運動一段時間後要注意放鬆。同時，要加強易傷部位肌肉的力量練習。

✔對症明星食材推薦

食材名稱	使用注意	功效	適用對象
田七	氣血虧虛所致的痛經、月經失調不宜選用。	輔治咯血、吐血、衄血、便血、崩漏、外傷出血、胸腹刺痛、跌撲瘀腫、胸痺絞痛、血瘀經閉、痛經、產後瘀血腹痛、瘡癰腫痛。	適合各類血證、三高、心臟病、跌打損傷等患者食用。

▶簡單好用法
取田七 3 ～ 9 克，煎湯後飲用。

▶材料替換
也可以將田七換成田七花，炒肉食用，具有活血化瘀的作用。

✔ 其他對症食材推薦

仙人掌	川芎	紅花	甜瓜子
行氣活血、清熱解毒、消腫止痛，其莖和果實均有鎮痛和抗炎的成分。	活血行氣、祛風止痛。活血祛瘀作用廣泛，適宜瘀血阻滯各種病症；祛風止痛效用甚佳，可治頭風頭痛、風濕痹痛等症。	活血通經、散瘀止痛。與大黃、白酒製成的紅花大黃酒，可用於治療各種扭挫傷、腫痛難忍等症。	化痰排膿、散結消瘀、清肺潤腸。用於肺膿瘍、跌撲瘀血、慢性支氣管炎、大便不暢、肺熱咳嗽、闌尾炎等症。

✎ 對症實用偏方

田七酒

材料：田七 100 克，低度白酒 2000 克。

用法：將田七研成粗末，倒入低度白酒，浸泡 10 ～ 15 天服用。每次服 50 ～ 100 克，每日 3 次。

功效：祛瘀止血、行瘀止痛，適用於各種瘀滯疼痛、扭傷紅腫等。

- -

田七燉螃蟹

材料：田七粉 10 克，螃蟹適量。

用法：將螃蟹刷洗乾淨，放入鍋內，加入田七粉，添入適量水，用小火燉至蟹肉熟爛，藥湯與蟹肉同食。

功效：有助於清熱散血、舒筋活血，凡跌打損傷、瘀滯腫痛者皆可服食。

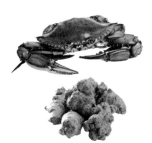

仙人掌糊外敷

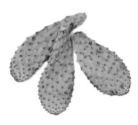

材料：鮮仙人掌適量

用法：將仙人掌刮去外皮及刺，搗爛成糊狀，均勻塗於乾淨的布上，覆蓋於扭傷處並固定包紮，每日塗抹 2 次。

功效：適用於急性扭傷、挫傷。

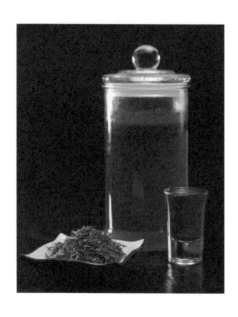

紅花大黃酒外塗

材料：紅花、大黃各 30 克，白酒 500 毫升。

用法：將紅花、大黃加工成粗末，用適量白酒浸泡 10 ～ 15 天，濾去藥渣，存酒備用。用藥棉蘸藥酒塗擦患傷部，每日 3 ～ 5 次。

功效：該藥酒具有活血消腫等功效，可用於治療各種扭挫傷、腫痛難忍等症。

川芎糖茶

材料：川芎、茶葉各 6 克，紅糖適量。

用法：將川芎以水煎煮，取滾沸藥汁沏茶，並調入適量紅糖代茶飲。

功效：活血行氣、止痛化瘀。

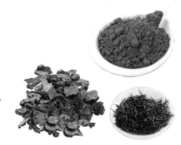

足跟疼痛

多食富含礦物質的食物，注意足部保暖

 症狀表現 ▶ 足跟一側或兩側疼痛，不紅不腫，行走不便。

 症狀原因 ▶ 是由於足跟的骨質、關節、滑囊、筋膜等處病變引起的疾病。由於足跟長期受壓、運動過度和受風寒，引起足跟脂肪纖維墊無菌性炎症，最終誘發疼痛。其主要病因有跟腱周圍炎、跟骨骨刺、跟骨骨膜炎等。

專家飲食指導

要適量補充維生素 B6，以幫助鈣質吸收和預防骨刺的形成。多食用含維生素 C、鈣、鎂豐富的食物，避免食用酒精、咖啡、高糖食品，以防止身體恢復過程中發生的障礙，保護體內礦物質的平衡。

專家生活指導

平時注意足跟部的保暖，避免過度行走或站立。睡前可用溫水泡腳，或對足部予以熱敷，平時盡量選擇穿軟底鞋。經常做腳底蹬踏動作，增強蹠腱膜的張力，加強其抗勞損的能力，減輕局部炎症。

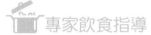 對症明星食材推薦

食材名稱	使用注意	功效	適用對象
淫羊藿	陰虛火旺、陽強易舉者禁服。	輔治陽痿早洩、腰酸腿痛、四肢麻木、半身不遂、神經衰弱、健忘、耳鳴、目眩等症。	適宜陽痿、宮冷不孕、陽虛型高血壓、更年期綜合症患者。

▶簡單好用法
可以用羊肉、淫羊藿燉湯食用。

▶材料替換
可將上述用法中的羊肉換成豬肉，效果略差，但勝在價格低廉易購。

枸杞	醋	葡萄根	川芎
可用於肝腎陰虧、腰膝酸軟、頭暈、健忘、目眩、目昏多淚、消渴、遺精等病症。	具有消癰腫、軟堅散結、下氣消食、殺菌、降血壓、降血脂、軟化血管、祛色斑、消除疲勞之功效。	除風濕、利小便。輔治風濕痺痛、腫脹、小便不利。	活血行氣、祛風止痛。活血祛瘀作用廣泛，適宜瘀血阻滯各種病症；祛風止痛效用甚佳，可輔治頭風頭痛、風濕痺痛等。

對症實用偏方

羊肉淫羊藿杞子湯

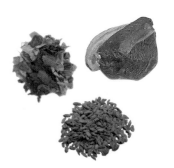

材料：羊肉 90 克， 淫羊藿 9 克，枸杞 15 克，
　　　鹽少許。
用法：將羊肉、淫羊藿、枸杞洗淨，一起放入瓦
　　　鍋內，加清水適量，小火煮 2 小時，至羊
　　　肉熟爛為度，用鹽調味即可隨量飲用。
功效：適用於足跟痛偏寒濕者

川芎當歸燉豬腳

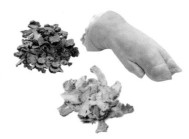

材料：川芎、當歸各 15 克，豬腳 1 只。
用法：將豬腳洗淨，放入鍋中，加入川芎、當歸，
　　　添入適量水燉 1 小時，喝湯吃肉。
功效：通經活血，輔治足跟疼痛。

多寶熏足湯

材料：當歸、淫羊藿、牛膝、紅花各 10 克，川芎、
　　　威靈仙、木瓜各 15 克，透骨草 20 克。

用法：將所有藥材一同放入砂鍋中，加入 2000 毫升
　　　水，大火煮沸，再用小火熬半小時，去渣取
　　　汁。先用此汁熏足跟，溫度適宜時再泡腳 20
　　　分鐘，每天 1 次，連用 15 天。

功效：輔治老年足跟疼

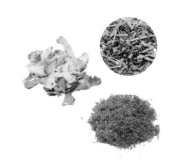

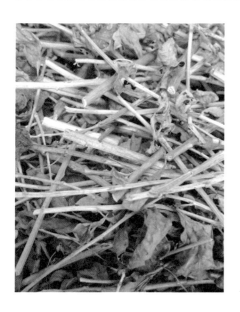

枸杞枝醋泡腳

材料：枸杞枝 500 克，醋 1500 克。

用法：將枸杞枝、醋、水一同放入鍋
　　　中，煮沸。待溫度適宜時燙腳，
　　　一天燙 2 次，連用 5 天。

功效：適用於足跟痛者

葡萄根飲

材料：葡萄根 60 克

用法：將葡萄根洗淨，加水煎服。

功效：祛濕止痛，補充微量元素。

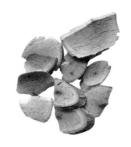

急性腰扭傷

飲食宜清淡，勞動姿勢宜正確

症狀表現　搬重物時有的患者能聽到清脆的響聲。傷後重者疼痛劇烈，當即不能活動；輕者尚能工作，但休息後或次日疼痛加重，甚至不能起床。

症狀原因　腰扭傷多因行走滑倒、跳躍、閃扭身軀、跑步而引起，多為肌肉韌帶遭受牽扯所致。急性腰扭傷是腰部肌肉、筋膜、韌帶等軟組織因外力作用突然受到過度牽拉而引起的急性撕裂傷，常發生於搬抬重物、腰部肌肉強力收縮時。

專家飲食指導

在飲食上注意清淡，少吃辛辣刺激的食物。

專家生活指導

要掌握正確的勞動姿勢，加強勞動保護，在做扛、抬、搬、提等重體力勞動時，應使用護腰帶，以協助穩定腰部脊柱，增強肌肉工作效能。

✔ 對症明星食材推薦

食材名稱	使用注意	功效	適用對象
西瓜皮	中寒濕盛者忌用。	西瓜皮清熱解暑、生津止渴。西瓜皮中的黃酮類物質有抗過敏、消炎、改善微循環、防止血栓形成的功效，能加速炎症修復，消除局部氣血瘀滯狀態，從而緩解腰痛症狀。	適合暑熱口渴與小便少跟水腫、口舌生瘡和急性腰扭傷等患者食用。

▶ **醫生叮囑**
脾胃寒濕的人不宜服用西瓜皮酒。

▶ **材料替換**
用韭菜根代替西瓜皮。將適量韭菜根洗淨搗爛，加入高度白酒調勻，敷於患處，並用乾淨的紗布包紮固定，每天 2 次，連用 3～4 次。

✔其他對症食材推薦

紅豆	紅花	韭菜	菠菜
具利濕消腫（水腫、腳氣、黃疸、瀉痢、便血、癰腫）和清熱退黃、解毒排膿與健脾利濕、散血跟解毒等功效。	具有活血化瘀、散濕去腫的功效，可治療跌打損傷。孕婦、月經過多者不宜食用。	具有補腎益胃、充肺氣、散瘀行滯、安五臟、行氣血、止汗固澀、乾呃逆、暖腰膝、壯陽、理氣開胃等功效。	生血、活血、止血、祛瘀，能夠輔助治療高血壓、腸胃積熱、胸膈煩悶、目眩、糖尿病，緩解疲勞、預防缺鐵性貧血、預防口角炎及夜盲症。

✎ 對症實用偏方

紅豆酒

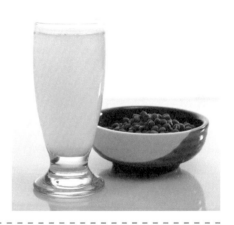

材料：紅豆 50 克，白酒適量。

用法：將紅豆炒熟，加酒拌勻。日服 2 次，每次 1 劑，服用時把豆嚼碎，連酒一起咽下。

功效：輔治急性腰扭傷

西瓜皮酒

材料：西瓜皮 500 克，白酒、鹽各適量。

用法：西瓜皮洗淨，刮除瓜皮內側白色部分，曬乾，研成末。每次取 20 克，加適量鹽，用白酒調服。每日 3 次，連服 3 天。

功效：適用於急性腰扭傷等症

紅花炒雞蛋

材料：紅花 10 克，雞蛋 2 個。

用法：將雞蛋磕入碗內，加入紅花攪勻成蛋液；
　　　炒鍋注油燒熱，倒入蛋液炒熟，食用即可。
　　　每日 1 次，連服 3 日。

功效：適用於急性腰扭傷、慢性腰軟組織扭傷。

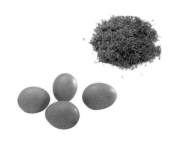

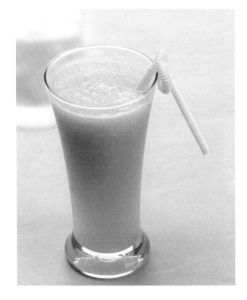

菠菜汁酒

材料：菠菜 500 克，黃酒適量。

用法：將菠菜帶根洗淨、搗爛，放入
　　　榨汁機中榨成汁，用黃酒調服，
　　　每日 2 次。

功效：輔治急性腰扭傷

韭菜炒蝦皮

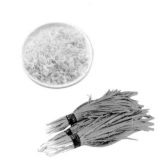

材料：韭菜 60 克，蝦皮 30 克，黃酒、鹽各適量。

用法：將韭菜洗淨切段；鍋內注油燒熱，放入韭菜、
　　　蝦皮炒熟，撒入鹽調味。用黃酒送服，每日
　　　1 次。

功效：壯腰益腎、活血止痛，輔治急性腰扭傷。

第四章
解決五官科疾病

五官可以説是人體的焦點，也是我們的面子。當五官出現一些疾病，總是讓我們覺得難以啟齒。這讓我們產生自卑心理，影響正常社交。其實，五官發生疾病時不要慌張，只要對症分析，掌握一些自助家庭療法，還是可以輕鬆解決的。

- 酒糟鼻
- 急慢性鼻竇炎
- 鼻炎
- 牙痛
- 紅眼病
- 麥粒腫（針眼）
- 砂眼
- 黑眼圈
- 口臭

酒糟鼻

飲食要清淡，遠離辛辣刺激性食物和煙酒

症狀表現
酒糟鼻是一種發生於面中部的慢性炎症性疾病。其主要特徵為鼻部發紅，出現丘疹、膿皰及貌似血管擴張，形似酒糟。皮損多發於以鼻為中心的顏面中部，如鼻尖、鼻翼、兩頰、眉間、前額、下頜等。

症狀原因
現代醫學對酒糟鼻的確切病因不清楚，多種因素都有可能誘發或加重疾病，包括局部血管神經失調，毛囊蟲及局部反復感染，食用辛辣食物、飲酒，冷熱刺激，精神緊張、情緒激動，內分泌功能障礙等。

 專家飲食指導

飲食要清淡，多吃水果和蔬菜，禁食刺激性食物及飲料等，忌酒。補充多種維生素及微量元素，尤其是維生素C、維生素E、維生素B群及銅和鋅。

 專家生活指導

不要擠壓酒糟鼻形成的黑頭，禁止使用激素類外用藥治療。避免暴曬和過冷過熱的刺激，保持良好的心態和生活規律。保持大便通暢。冷溫水交替洗臉，早晚各1次，每次10分鐘。

✔對症明星食材推薦

食材名稱	使用注意	功效	適用對象
蓮藕	煮藕時忌用鐵器，以免引起食物發黑。脾虛胃寒、易腹瀉者不宜食用生藕。	蓮藕生食能涼血散瘀，熟食能補心益腎可補五臟之虛，壯筋骨，滋陰養血。同時還具有排毒養顏、美容祛斑的功效。	對於肝病、便祕、糖尿病等一切有虛弱之症的人十分有益；對於瘀血、吐血、衄血、尿血、便血的人以及產婦極為適合。

▶**簡單好用法**
將蓮藕榨汁加紅糖飲用。

▶**材料替換**
可以用山楂代替蓮藕，加適量白米熬粥食用。

✔ 其他對症食材推薦

黃連	金銀花	白果	冬瓜皮	西瓜皮

有清熱瀉火、燥濕解毒的功效。輔治高熱煩躁、心火亢盛、胸膈熱悶、心煩失眠、口舌生瘡、肝火目赤腫痛、胃熱嘔吐、消渴、牙齦腫痛、腸胃濕熱、熱毒瘡瘍、濕疹、燙傷等。

具清熱解毒和涼散風熱的功效，可用於癰腫疔瘡與喉痺、丹毒、熱血毒痢跟風熱感冒、溫病發熱等症。

有斂肺氣與定喘嗽和止帶濁跟縮小便的功效，可治哮喘、痰嗽與白帶、白濁和遺精、淋病跟小便頻數等症。

具清熱利水與消腫的功效，輔治水腫跟小便不利、泄瀉合瘡腫等症。

具有清暑解熱與止渴和利小便的功效，可用於暑熱煩渴與小便短少跟水腫和口舌生瘡等症。

 對症實用偏方

蓮藕紅糖水

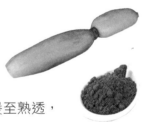

材料：鮮蓮藕 400 克，紅糖適量。

用法：將蓮藕洗淨，去皮，切片，放入砂鍋，加水煲至熟透，加紅糖即可。

功效：清熱涼血、活血化瘀，適用於瘀血較重的酒糟鼻患者。

黃連茶

材料：黃連 5 克，白糖 20 克。

用法：將黃連放入杯中，沖入 100 毫升沸水，加入 20 克白糖攪勻。分 2 次飲服，早晚各 1 次。

功效：適用胃部幽門螺桿菌感染的酒糟鼻患者

急慢性鼻竇炎

多吃新鮮蔬果，加強身體鍛煉

症狀表現　急慢性鼻竇炎多有鼻塞、膿涕、局部疼痛和頭痛、嗅覺下降等症狀，並且常在急性鼻炎病程中患側症狀加重，繼而出現畏寒發熱、周身不適、精神不振、食欲減退等，以急性牙源性上頜竇炎的全身症狀較重。

症狀原因　急性鼻竇炎多由上呼吸道感染引起，細菌與病毒感染可同時併發。常見細菌菌群是肺炎鏈球菌、溶血性鏈球菌和葡萄球菌等多種化膿性球菌，其次為流感嗜血桿菌和卡他莫拉菌屬，後者常見於兒童。

專家飲食指導

平時避免辛辣刺激性的食物，多吃新鮮果蔬，尤其要多吃具有清熱解毒、富含維生素 C 和生物類黃酮的蔬菜。多吃貝類和堅果，以攝取鋅及維生素 E。

專家生活指導

要加強體育鍛煉，增強體質，預防感冒；應積極治療急性鼻炎（感冒）和牙病；鼻腔有分泌物時不要用力擤鼻，應堵塞一側鼻孔擤淨鼻腔分泌物，再堵塞另一側鼻孔擤淨鼻腔分泌物。

✔ 對症明星食材推薦

食材名稱	使用注意	功效	適用對象
辛夷花	陰虛火旺者忌服。	辛夷花有收縮鼻黏膜血管、祛風寒、通鼻竅的功效，可用於風寒頭痛、鼻塞、鼻淵、鼻流濁涕等症。	適合風寒犯肺、肺氣不利所致的鼻塞不通、流膿鼻涕、鼻淵等症患者。

▶簡單好用法
辛夷花煎汁後與雞蛋同煮。

▶材料替換
在上述用法中，用豬肺代替雞蛋也可以。

✔其他對症食材推薦

蜂房	青苔
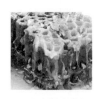	

具有祛風止痛、祛毒消腫、殺蟲止癢的功效，可輔治風濕痺痛、風蟲牙痛、癰疽惡瘡、喉舌腫痛、痔漏、風疹搔癢等症。還經常將蜂房用於慢性鼻炎和鼻竇炎等症。

可輔治火傷、痔瘡、外傷、急慢性鼻炎、鼻竇炎等。

 對症實用偏方

辛夷花汁煲熟雞蛋

材料：辛夷花 15 克，雞蛋 2 個。

用法：將辛夷花放入砂鍋內，加兩碗清水，煎煮至一碗。雞蛋煮熟去殼，刺十餘個小孔，將砂鍋置於火上，倒入藥汁煮沸，放入雞蛋同煮片刻。飲湯吃蛋，常服有效。

功效：通竅、淨膿涕、驅風痛，用治慢性鼻竇炎之流膿涕、體弱畏寒等症。

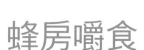

蜂房嚼食

材料：蜂房（蜂巢）適量

用法：將蜂房沖洗乾淨，撕成塊狀，放於口中嚼爛，吐渣嚥液。每日嚼 3 次，每次嚼 36 立方釐米以上。

功效：祛風、攻毒、殺蟲，用治鼻竇炎、鼻塞、牙痛、氣管炎等。

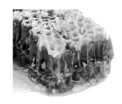

鼻炎

多吃富含維生素的食物，增強身體免疫力

症狀表現 鼻炎多有鼻塞、多涕、嗅覺下降、頭痛、頭昏、食欲不振、易疲倦、記憶力減退及失眠等症狀。鼻塞多為間歇性，在白天、天熱、勞動或運動時鼻塞減輕，而夜間、靜坐或寒冷時鼻塞加重。

症狀原因 鼻炎是病毒、細菌、變應原、各種理化因數以及某些全身性疾病引起的鼻腔黏膜的炎症。已知有 100 多種病毒可引起該病，最常見的是鼻病毒。鼻炎還與遺傳因素及抗原物質有關。

專家飲食指導

鼻炎患者應多吃一些富含維生素 A、維生素 B 群、維生素 D 的食物。還應按不同證型進行不同的飲食調理，如實證不宜吃羊肉及飲酒等；虛證不宜吃蘿蔔等；乾燥性或萎縮性鼻炎不宜食辛辣、燥熱食物等。

專家生活指導

要加強體育鍛煉，增強身體的免疫能力。要避免過度疲勞、睡眠不足、受涼、飲酒、吸煙等。在流感季節，要戴口罩，減少外出，避免感染。要保持鼻部的清潔衛生，不用手摳鼻，經常做一下鼻部按摩。

對症明星食材推薦

食材名稱	使用注意	功效	適用對象
蒼耳子	血虛之頭痛跟痺痛者忌服。	蒼耳子具有散風除濕、通竅止痛的功能。生蒼耳子以消風止癢力強，常用於皮膚癢疹及其他皮膚病，如鼻淵頭痛、風濕痺痛等。	適用於腰腿痛、慢性鼻炎、瘧疾、腮腺炎等患者。

▶簡單好用法
可用蒼耳子泡茶飲用。

▶材料替換
可以將蒼耳子換成大蒜，搗汁後滴入鼻中（大蒜刺激性強，過敏者不宜用）。

✔ 其他對症食材推薦

生薑	紅棗	蔥白	枸杞根	甘草

具有祛風解表跟發散和胃與溫經止痛的功效，有明顯的解熱、抗菌和消炎、鎮靜、止吐等抗過敏等作用。

具有補中益氣、養血安神、健脾、緩和藥性的功能。

具有發汗解表、散寒通陽的功效，可健胃、利尿、祛痰。蔥白所含的蔥蒜素，對痢疾桿菌、葡萄球菌及皮膚真菌，均有一定的抑制作用。

具涼血止血、清熱退蒸與清肺熱、滋陰和解毒的功效，輔治虛勞、潮熱、盜汗、肺熱咳喘、惡瘡等症。

具有益氣補中、緩急止痛、潤肺止咳、瀉火解毒、調和諸藥的功效，適用於倦怠食少、咳嗽氣喘、咽喉腫痛、癰瘡腫痛等症。

 對症實用偏方

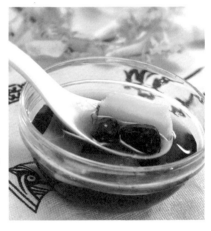

紅糖薑棗茶

材料：生薑、紅棗各 10 克，紅糖 60 克。
用法：將生薑、紅棗煮沸，加紅糖，當茶飲。
功效：輔治急性鼻炎、流清涕等。

紅棗蒼耳煎

材料：紅棗 6 枚，蒼耳子 10 克。
用法：將紅棗、蒼耳子一起放入鍋內同煲，取汁飲。每日 1 次，1 周為一療程。
功效：養肝明目、清熱解毒，適用於鼻炎等症。

牙痛

飲食宜清淡，遠離動火食物，保持口腔衛生

症狀表現 牙痛是口腔科牙齒疾病最常見的症狀，其表現為牙齦紅腫、遇冷熱刺激痛、面頰部腫脹等。

症狀原因 牙痛大多由牙齦炎、牙周炎、蛀牙或折裂牙而導致牙神經感染所引起的。牙痛屬於牙齒毛病的外在反應，有可能是齲齒、牙髓或犬齒周圍的牙齦被感染，前臼齒出現裂痕也會引起牙痛，有時候僅是菜屑卡在牙縫而引起不適。另外，牙痛也可能是由鼻竇炎引發。

 專家飲食指導

宜多吃清胃火及清肝火的食物，如西瓜、荸薺、芹菜、蘿蔔等，忌酒及熱性動火食品。勿吃過硬食物，少吃過酸、過冷、過熱食物。

 專家生活指導

注意口腔衛生，養成早晚刷牙、飯後漱口的良好習慣。發現蛀牙及時治療。睡前不宜吃糖、餅乾等澱粉之類的食物。保持大便通暢，勿使糞毒上攻。

✔ 對症明星食材推薦

食材名稱	使用注意	功效	適用對象
花椒	孕婦、陰虛火旺者忌食。	花椒能除各種肉類的腥氣，促進唾液分泌、增加食欲，使血管擴張，從而起到降低血壓的作用；服花椒水能去除寄生蟲，有芳香健胃、溫中散寒、除濕止痛、殺蟲解毒、止癢解腥的功效。	適用於體內有寒證與炎症的人食用。

▶簡單好用法
可直接嚼食花椒。

▶材料替換
用茶葉代替花椒，做成醋茶飲服，對牙痛也有很好的食療效果。

其他對症食材推薦

| 白芷 | 甘草 | 菊花 |

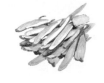

具有祛風濕、活血排膿、生肌止痛的功效，可用於頭痛、牙痛、鼻淵、腸風痔瘺、赤白帶下、癰疽瘡瘍、皮膚搔癢等症。

具有益氣補中、緩急止痛、潤肺止咳、瀉火解毒、調和諸藥的功效，可用於倦怠食少、咳嗽氣喘、咽喉腫痛、癰瘡腫痛等症。

具有散風清熱、平肝明目的功效，可用於風熱感冒、頭痛眩暈、目赤腫痛、眼目昏花等症。

 對症實用偏方

甘草川芎酒

材料：甘草 35 克，白芷 20 克，川芎 30 克，黃酒適量。

用法：將上述三味藥加工成細末，混合均勻，放入玻璃容器中，用時取藥粉 2 克，加黃酒適量，調勻即成。每日 3 次，每次 30 毫升，連服 30 天為一個療程。

功效：清熱解毒、祛痰止咳、生肌止痛、活血行氣，可用於治療頭痛、牙痛、口臭等症。

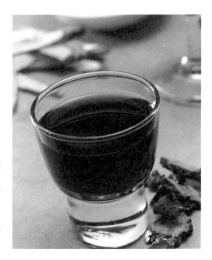

陳醋花椒汁含漱

材料：陳醋 120 克，花椒 30 克。

用法：將陳醋、花椒一起放入水中煎 10 分鐘，待溫時含口中 3 ～ 5 分鐘吐出即可，不可咽下。

功效：輔治牙痛

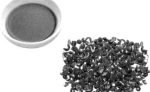

紅眼病

忌食辛辣刺激食物及發物，注意用眼衛生

 症狀表現　患者有劇烈的疼痛、畏光、流淚等重度刺激症狀和水樣分泌物；眼瞼紅腫，結膜高度充血、水腫，球結膜下點、片狀或廣泛出血；角膜瀰漫點狀上皮脫落，螢光素著色；耳前或頜下淋巴結腫大等症。

 症狀原因　紅眼病是一種爆發流行的、劇烈的急性結膜炎，原因包括結膜外露，受到理化毒物、汙塵等刺激而發炎，也包括病菌經過血液、淋巴使結膜發生感染。

 專家飲食指導

要合理調節飲食，多補充維生素 A、維生素 C 和鋅，多吃些具有清熱、利濕、解毒功效的食物，忌食蔥、韭菜、大蒜、辣椒、羊肉、狗肉等辛辣、熱性刺激食物。最好不要吃海鮮發物。

專家生活指導

患者不要戴隱形眼鏡，不要化妝，要使用紙巾或一次性毛巾，不與他人共用眼藥水或藥膏，要養成用鹽水或香皂洗手的習慣，注意衛生。

✔ 對症明星食材推薦

食材名稱	使用注意	功效	適用對象
菊花	體虛與脾虛跟胃寒和容易腹瀉者不宜用。	具散風清熱、平肝明目的功效，可用於風熱感冒、頭痛眩暈、目赤腫痛、眼目昏花等症，對治療眼睛乾澀、疲勞、視力模糊有一定療效。	適合頭昏腦漲、目赤腫痛、嗓子疼、肝火旺以及血壓高的人群飲用。

▶ 簡單好用法
可以直接將菊花、桑葉、甘草等加沸水沖泡，多悶泡幾分鐘飲用即可。

▶ 材料替換
普通的菊花可以用杭菊來代替。

✔ 其他對症食材推薦

桑葉	甘草	苦瓜	鮮藕	荸薺

有疏散風熱、清肺潤燥、清肝明目功效，可用於風熱感冒與肺熱燥咳跟頭暈頭痛和目赤昏花等。

具益氣補中、緩急止痛、潤肺止咳、瀉火解毒、調和諸藥的功效，可治咳嗽氣喘、咽喉腫痛、癰瘡腫痛等。

有清熱消暑與養血益氣、補腎健脾和滋肝明目功效，對治療痢疾與瘡腫跟中暑發熱、痱子和結膜炎等病有一定功效。

具清熱涼血、健脾開胃、益血生肌、止血散瘀的功效，可輔治肺熱咳嗽、煩躁口渴、脾虛泄瀉、食欲不振及各種血證。

有清熱止渴、利濕化痰、降血壓的功效，可用於熱病傷津、口渴食少、肺熱咳嗽等症，對濕熱黃疸與腎炎水腫跟部分眼疾等有一定食療作用。

✎ 對症實用偏方

蓮藕荸薺汁

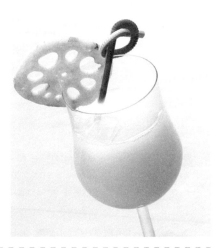

材料：鮮藕、荸薺各 250 克，白糖 30 克。

用法：將鮮藕、荸薺均洗淨、去皮、切絲，放入榨汁機榨成汁，加白糖調勻飲服即可。

功效：具有清熱解毒、涼血止渴的功效，適用於紅眼病等症。

甘草桑菊茶

材料：菊花 15 克，桑葉、甘草各 5 克，綠茶 1 克。

用法：將菊花、桑葉、甘草、綠茶放入鍋中，加水煎 10 分鐘。飯後飲服，每日 1 劑，分 3 次服用。

功效：適用於紅眼病、慢性青光眼、急性淚囊炎、風熱咳嗽等症。

麥粒腫（針眼）

多食清涼生津食物，注意眼部衛生

症狀表現
最初病症是眼皮微痛，感染區泛紅，還會有一個小膿點，像針眼兒大小。眼瞼皮膚局限性紅、腫、熱、痛，鄰近球結膜水腫，疾病後期眼睛會搔癢，易流淚，對輕微的光或閃光會有不適感。重者伴有耳前、頜下淋巴結大及壓痛、全身畏寒、發熱等。

症狀原因
是睫毛毛囊附近的皮脂腺或瞼板腺的急性化膿性炎症，引起麥粒腫的細菌多為金黃色葡萄球菌。還與局部或全身抵抗力下降有關，如經常用髒手或不乾淨的手帕擦眼或眼局部慢性炎症。也與屈光不正、過度勞累、糖尿病等有關。

 專家飲食指導

麥粒腫患者呈熱毒旺盛之證候，故宜選用清熱涼血生津之瓜果、蔬菜，例如西瓜、黃瓜、苦瓜等，或多飲水、菜湯等導其毒熱隨小便而解。

 專家生活指導

要注意眼部衛生，保持眼部清潔，不用髒手或髒物揉擦眼睛。注意休息，看電視、打電腦、寫作業時間不宜太長，增加睡眠，避免過度疲勞。

 對症明星食材推薦

食材名稱	使用注意	功效	適用對象
黃連	黃連為大苦大寒之品，容易傷胃，不宜過量或長時間服用，脾胃虛寒者忌用；因黃連苦燥傷津，陰虛津傷者慎用。	具有清熱瀉火、燥濕、解毒的功效，輔治高熱煩躁、心火亢盛、血熱妄行、目赤腫痛、熱毒瘡瘍、濕疹等症，對麥粒腫有療效。	糖尿病患者與高血壓患者、易上火人群跟喜食麻辣人群和中老年三高人群。

▶簡單好用法
可將黃連研末加乳汁混合，抹在患處。

▶材料替換
上述用法中，黃連可用蒲公英、野菊花等代替。

✔其他對症食材推薦

蒲公英	野菊花	石榴葉	綠豆
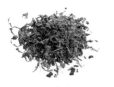			

具有清熱解毒、消癰散結的功效,可用於熱毒症,尤善清肝熱,輔治肝熱目赤腫痛以及多種感染、化膿性疾病。

具有散風清熱、平肝明目的功效,可用於風熱感冒與頭痛眩暈和目赤腫痛、眼目昏花等症。有鎮靜、解熱作用。

具有收斂止瀉、解毒殺蟲的功效,主泄瀉、痘風瘡、癩瘡、跌打損傷等症。

具有清熱解毒、清暑益氣、止渴利尿、解毒保健的功效。

✎ 對症實用偏方

黃連乳方

材料:黃連 3 克,乳汁適量。

用法:將黃連放在容器內,然後擠入乳汁,以浸沒藥物為度。浸泡 1 日,濾出其汁,點搽患處,一日 3 ～ 4 次即可。

功效:能清熱消腫,輔治麥粒腫。

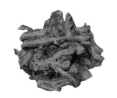

蒲公英菊花飲

材料:蒲公英 60 克,野菊花 15 克。

用法:蒲公英與野菊花放鍋中煎服,頭煎分 2 次內服,二煎熏洗患眼,每日 1 劑。

功效:涼野菊花清熱消腫,對緩解生瘡、牙痛、口臭都有明顯療效。

砂眼

飲食宜清淡，注意用眼衛生

 症狀表現 砂眼的臨床表現多為急性發病，輕者無自覺症狀或僅有輕微的刺癢、異物感和少量的分泌物，重者會有異物感，畏光，流淚，具有較多黏液或黏液膿性分泌物等，視力減退，症狀嚴重者可能會失明。

 症狀原因 是由砂眼衣原體引起的一種慢性傳染性結膜角膜炎，因其在瞼結膜表面形成粗糙不平的外觀，形似沙粒，故名砂眼。潛伏期 5 ～ 14 天，雙眼患病，多發生於兒童期或少年期。

專家飲食指導

砂眼患者應多食富含維生素 A、維生素 B 群的食物，還要多吃枸杞和決明子以及具有降火清熱功效的蔬菜、時鮮瓜果等。本病與外邪入侵有關，故飲食宜清淡，不宜大補。

專家生活指導

砂眼衣原體常附在患者眼的分泌物中，具有很強的傳染性，因此砂眼患者一定要單獨使用自己的衛生用具，以防傳染他人。一定養成良好的衛生習慣，臉盆、毛巾要盡量分開用，並且勤洗勤換。不要經常用手擦揉眼睛。

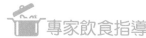 對症明星食材推薦

食材名稱	使用注意	功效	適用對象
羊肝	羊肝忌與豬肉、梅子、小豆、生椒一併食用；由於羊肝含膽固醇高，故高脂血症患者忌食。	具養肝明目、補血清虛熱功效，輔治血虛萎黃、羸瘦乏力、肝虛目暗、雀目、青盲、障翳等。	適宜患有夜盲症（雀目）、乾眼症、青盲翳障、小兒疳眼、目暗昏花或熱病後弱視之人食用。

▶簡單好用法
可將羊肝炒食。

▶材料替換
羊肝可用豬肝代替。

其他對症食材推薦

菊花	龍膽草	蒲公英	木耳
		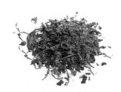	

具有散風清熱、平肝明目的功效，可用於風熱感冒、頭痛眩暈、目赤腫痛、眼目昏花等症，並且對治療眼睛疲勞、視力模糊有一定的療效。

有清熱燥濕、瀉肝定驚的功效，可用於濕熱黃疸、小便淋痛、陰腫陰癢與肝膽實火之頭脹頭痛、目赤腫痛、耳聾耳腫等症。

具清熱解毒、消癰散結的功效，可用於熱毒症，尤善清肝熱，輔治肝熱目赤腫痛，以及多種感染、化膿性疾病。

木耳含鐵量極為豐富，具有益氣、潤肺、補腦、輕身、涼血、止血、澀腸、活血、強志、養顏等功效。

 對症實用偏方

蒲公英汁滴眼方

材料：鮮蒲公英適量
用法：將鮮蒲公英洗淨，折莖擠出汁液，滴入眼中。每日 3 次，每次 1 滴即可。
功效：可治療砂眼

菊花龍膽草茶

材料：菊花 10 克，龍膽草 5 克。
用法：將菊花、龍膽草放入鍋中，用水煎。每日 1 劑，分兩次服用。
功效：具有清脾祛風、清熱解毒的功效，適用於砂眼等症。

羊肝湯

材料：羊肝適量
用法：將羊肝切小塊，加水燉食。
功效：適用於砂眼

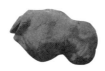

黑眼圈

加強飲食營養，保證充足睡眠

 症狀表現 黑眼圈即熊貓眼，在眼睛下方會有明顯的黑色素沉澱，會讓人看起來沒精神。

 症狀原因 形成黑眼圈的原因是多樣的，比如：飲食不正常，缺乏鐵質；吸煙飲酒；情緒低沉，思慮過度或是熬夜引起睡眠不足；內分泌系統或患有肝病，使色素沉著在眼圈周圍；缺乏體育鍛煉和體力勞動，使血液循環不良；先天遺傳等。

 專家飲食指導

平日還要加強營養，應多攝取含鐵質及維生素 C 等的食物，多吃魚、瘦肉、蛋類、大豆製品、花生米、核桃、芝麻、水果、蔬菜等。多喝水，有效地將體內廢物排出，減少積聚機會。

 專家生活指導

對於後天形成的黑眼圈要保持精神愉快，節制煙酒，保障充足的睡眠；要加強眼部按摩，改善局部血液循環狀態。對於遺傳性的黑眼圈應以保持眼部皮膚的營養供應為主，如塗含油分、水分充足的眼霜，使眼部皮膚及皮下組織充滿活力，淡化黑眼圈。

✔對症明星食材推薦

食材名稱	使用注意	功效	適用對象
胡蘿蔔	胡蘿蔔含胡蘿蔔素，在高溫下易分解，故不宜高溫炒和油炸。	胡蘿蔔具有補肝明目、清熱解毒的功效，它含有豐富的胡蘿蔔素，對於眼部滋養有很大的幫助，能有效減少黑眼圈的形成。	適合缺鐵、寒證、癌症、高血壓、夜盲症、皮膚粗糙者等食用。

▶簡單好用法
將胡蘿蔔炒食或煮食效果都很好。

▶材料替換
可用番茄代替胡蘿蔔來榨汁飲用。

✔ 其他對症食材推薦

馬鈴薯	黃瓜	優酪乳	雞蛋

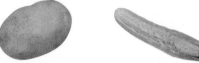

含豐富維生素 B 群和優質纖維素，在人體延緩衰老過程中有重要作用。是美容佳品，無論是外敷還是內用，都能很好地呵護肌膚、保養容顏。

具清熱利水、解毒消腫、生津止渴功效。含有較多維生素 E，可抗氧化、衰老。還含有豐富黃瓜酶，能促進身體新陳代謝，起到潤膚護髮的美容效果。

含有乳酸及檸檬酸等有機酸，具殺菌和防腐作用，有助於軟化皮膚黏性表層，去掉死皮。它含有的維生素 A、維生素 E 等，能阻止皮膚角質化和乾燥，使皮膚白嫩且富有彈性，有很好的美顏效果。

具有延緩衰老、健腦益智的功效，它含有人體幾乎所有需要的營養物質，被人們稱作「理想的營養庫」，是滋補與美顏的佳品。

 對症實用偏方

胡蘿蔔汁

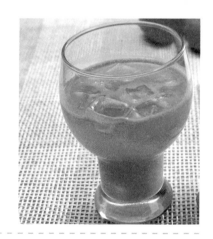

材料：胡蘿蔔 200 克
用法：將胡蘿蔔洗淨切段，放入榨汁機榨成汁，飲用即可。
功效：可緩解眼部疲勞，輔治熊貓眼。

黃瓜優酪乳眼膜

材料：黃瓜 1 根，優酪乳適量。
用法：將黃瓜切碎，與優酪乳一起放小茶包中，置於冰箱中，5 分鐘後取出，將冰袋敷在眼部，10 分鐘後取下。
功效：適合長期熬夜的人使用

口臭

遠離辛辣刺激性食物，注意口腔衛生

 症狀表現 口臭是指口氣從口腔或其他充滿空氣的空腔中如鼻、鼻竇、咽所散發出的臭氣，嚴重影響患者的社交活動和心理健康。

 症狀原因 口臭大概有三種原因：第一種是因為食物殘留在口腔中發酵，形成腐敗物；第二種是口腔中有炎症，如牙周炎、牙齦炎等；第三種就是人們常說的「腸胃熱、胃火旺」，這種原因最讓人頭痛，不論是勤刷牙、喝涼茶，還是瀉火清腸胃都無濟於事，有許多人因此長期口臭，難以醫治。

專家飲食指導

平時多飲淡鹽水，也可多飲消炎抗菌、清熱解毒的中草藥茶。適量選具有清熱退火、潤養肺腎的食物，如蜂蜜、甘蔗等。避免煙酒及辛辣、過冷、過燙等刺激性食物。

專家生活指導

注意勞逸結合，防止受冷。注意口腔衛生，每天早晚刷牙漱口，並輕柔地刷除舌苔等。注意定期接受口腔檢查，避免進食味道濃烈的食品。每天多喝水，以保持口腔濕潤。

✔ 對症明星食材推薦

食材名稱	使用注意	功效	適用對象
桂花	體質偏熱與火熱內盛者慎食。	具溫補陽氣、美白肌膚、排毒、止咳化痰、養陰潤肺功效，對口臭、視物不明、蕁麻疹、十二指腸潰瘍、胃寒胃疼有預防和治療作用。	適用於牙痛、咳喘痰多、經閉腹痛、十二指腸潰瘍、胃寒胃疼等患者食用。

▶**簡單好用法**
可直接用桂花泡茶。

▶**醫生叮嚀**
將桂花煎湯後加入紅茶沖泡，每天 1 劑，具有很好的治療口臭的效果。

✔ 其他對症食材推薦

黃連	茼蒿	荔枝	黃瓜
	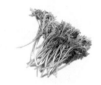	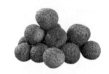	
具清熱瀉火、燥濕、解毒與殺菌抑菌的功效。輔治胃熱型口臭。	茼蒿中含有特殊香味的揮發油，有助於寬中理氣、消食開胃、增加食欲，並且其所含粗纖維有助腸道蠕動，促進排便，達到通腑利腸的目的。茼蒿氣味芬芳，可以消痰開鬱、避穢化濁。	具有補脾益肝、理氣補血、溫中止痛、補心安神的功效，適宜體質虛弱、病後津液不足、貧血、脾虛腹瀉或老年人五更瀉、胃寒疼痛者食用，也適宜口臭者食用。	具有清熱利水與解毒消腫和生津止渴的功效，適用於肝火太盛引發的口臭等症。

 對症實用偏方

桂花綠茶

材料：桂花 2 克，綠茶 3 克。
用法：將桂花、綠茶一同放入杯中，加入沸水沖泡，靜置 5 分鐘後飲用即可。
功效：清涼下火、排毒、去口臭、醒胃化痰。

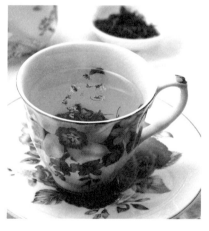

泡黃連

材料：黃連 5 克，白糖 20 克。
用法：將黃連放入杯中，沖入 100 毫升開水，加入白糖攪勻，分兩次飲服，早晚各一次。也可配合白蘿蔔汁飲用，連服 2 周以上。
功效：對治療胃熱型口臭尤為合適

黃瓜粥

材料：白米 100 克，黃瓜 50 克。

用法：將黃瓜去皮、切片，與白米同煮成粥，食用即可。

功效：可清熱袪火，輔治肝火旺盛或內濕引起的舌乾口臭。

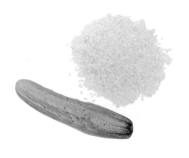

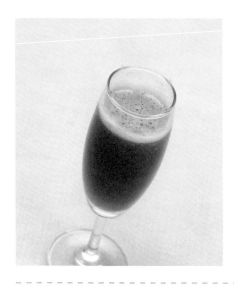

茼蒿汁

材料：茼蒿 100 克

用法：茼蒿洗淨後切成段，放入榨汁機，加入涼開水後榨汁，裝杯，攪拌均勻即成。

功效：清血養心、潤肺化痰，輔治食積型口臭。

荔枝粥

材料：乾荔枝 5 ～ 7 枚，白米 50 克。

用法：白米洗淨，用冷水浸泡發漲；乾荔枝去殼取肉，洗淨，同白米一起放入鍋中，加入適量水煮成稀粥。晚餐食用，連吃 3 ～ 5 日為一個療程。

功效：適用於口臭、老人五更瀉。素體陰虛火旺的老人忌食。

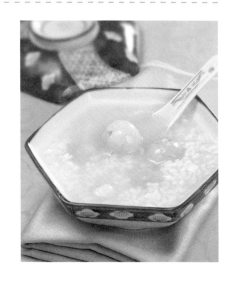

第五章
巧治日常
皮膚科疾病

皮膚相當於我們人體的外衣，是對抗疾病以及各種危險的第一道防線，責任重大。廣義上來說，頭髮、指甲等都屬於皮膚科的範疇。當皮膚出現問題時，不僅會影響我們的健康，也會影響我們的心情。其實，發生日常生活中常見的皮膚病時，我們可以考慮用小偏方治療，安全又輕鬆。

- 痤瘡
- 頭皮屑
- 扁平疣
- 花斑癬
- 瘡癤
- 腳氣、腳臭
- 雀斑、黃褐斑

痤瘡

飲食宜清淡，遠離甜、鹹、刺激，注意衛生

 症狀表現 痤瘡也叫暗瘡，俗稱粉刺、青春痘，是由於毛囊及皮脂腺阻塞、發炎所引起的一種皮膚病，表現為粉刺、丘疹、結節、囊腫等損害。

 症狀原因 痤瘡的發病因素主要是肺經熱盛，或脾胃濕熱，加食肥膩，或由於情緒波動、內分泌失調等導致血熱毒盛，濕淤於顏面等。

專家飲食指導

飲食宜清淡，多吃蔬菜水果，少吃油膩食物，以保持代謝通暢；少吃甜食，因為糖分最容易造成青春痘；另外，花生等果仁也盡量少吃；速食、零食盡量少吃，以免造成便祕。

專家生活指導

每日用溫水洗臉 1 ～ 2 次，忌用手擠壓或搔抓皮損。忌用油脂類、粉類化妝品和含有糖皮質激素的軟膏及霜劑。保持與皮膚接觸的物品清潔，如被子、床單、枕頭、洗臉毛巾等，要常洗、常曬；經常鍛煉，以促進新陳代謝；保持心情舒暢，少熬夜。

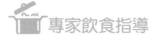 **對症明星食材推薦**

食材名稱	使用注意	功效	適用對象
胡蘿蔔	脾胃虛寒者不可生食；食用時不宜加醋太多，以免胡蘿蔔素損失。	具益肝明目能健脾和胃跟清熱解毒與壯陽補腎和利膈寬腸、健脾除疳及增強免疫、降糖降脂和祛斑防粗糙等。	適癌症與高血壓和夜盲症、乾眼症跟營養不良及食欲不振、皮膚粗糙者食用。

▶簡單好用法
可以直接將胡蘿蔔榨汁飲用。

▶材料替換
可以將胡蘿蔔用白果代替，將白果汁塗於患處便可以解毒排膿、平瘡除皮。

✔ 其他對症食材推薦

山楂	苦瓜	綠豆	雪梨	薏仁
有開胃消食、化滯消積、活血散瘀、化痰行氣功效，可用於肉食滯積、症瘕積聚、腹脹痞滿、瘀阻腹痛、痰飲、泄瀉、腸風下血等症。	具清熱袪暑、明目解毒、降壓降糖、利尿涼血、解勞清心之功效，可用於中暑、暑熱煩渴、痱子過多、痢疾、瘡腫、結膜炎、目赤腫痛、癰腫丹毒、燒燙傷、少尿等病症。	具消腫通氣、清熱解毒功效，輔治暑熱煩渴、感冒發熱與頭痛目赤、口舌生瘡和水腫尿少、藥物及食物中毒等。	有生津潤燥與清熱化痰的功效，輔治風熱與多痰和咳嗽跟便祕等。	有健脾利濕、清熱排膿功能，用於脾虛泄瀉水腫腳氣、白帶過多、關節疼痛、腸癰、肺痿等症。

✎ 對症實用偏方

鳳梨苦瓜聖女果汁

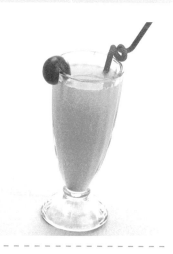

材料：鳳梨 1/5 個，苦瓜 1/2 根，聖女果 3 個。
用法：鳳梨洗淨、去皮，鳳梨肉切塊後榨汁；苦瓜洗淨，去瓤，切塊，加入聖女果後榨汁。將榨好的汁混合裝杯，攪勻即成。
功效：適於痤瘡者食用，可緩解疲勞、袪痘美白。

胡蘿蔔糊外敷

材料：胡蘿蔔 500 克
用法：將胡蘿蔔煮熟，用紗布取汁，熬成糊狀，約銅錢厚塗於瘡面。每日 2～3 次，2～3 日即可治癒。
功效：用於輔治痤瘡等症

山楂桃仁粥

材料：山楂、桃仁各 9 克，荷葉半張，白米 60 克。

用法：將山楂、桃仁、荷葉煮湯，去渣流汁，加淘洗
　　　淨的白米煮成粥。每日 1 劑，連用 1 月即可。

功效：適用於痰淤凝結所致的痤瘡

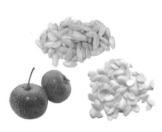

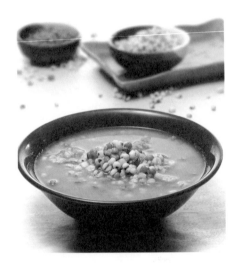

薏仁綠豆湯

材料：薏仁、綠豆各80 克，蜂蜜 10 克。

用法：將綠豆、薏仁洗淨，放入鍋中，
　　　加適量水，用文火（小火）燉
　　　至熟，燜幾分鐘，趁熱調入蜂
　　　蜜飲用。

功效：清熱止渴、消軟皮膚硬結，輔
　　　治粉刺、脂溢性皮炎等。

清肺消痘茶

材料：薏仁 30 克，生地、白花蛇舌草各 20
　　　克，桑白皮、枇杷葉各 15 克，連翹
　　　12 克。

用法：薏仁、生地、白花蛇舌草、桑白皮、
　　　枇杷葉、連翹置於鍋中，加入清水三
　　　碗煎至一碗，再加入清水兩碗煎至半
　　　碗即可。每日 1 劑，早晚溫服。

功效：適於肺熱血熱型痤瘡，本茶能清熱解
　　　毒、疏風清肺，恢復肌膚細膩與光澤。

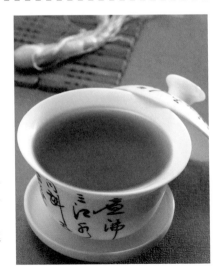

頭皮屑

注意個人衛生，遠離辛辣、油膩、刺激性食品

症狀表現　頭皮屑是頭皮異常病變時才會出現的白色或灰色鱗屑，屬於皮膚疾病範疇。這種鱗屑顆粒較大，附著在頭皮表層或頭髮上，梳頭或搔抓時極易脱落到肩部衣服上。

症狀原因　由真菌感染引起，洗髮精沒洗淨，使用脱脂力過強的不良洗髮精，頭皮上的皮脂過多，飲食不當、飲酒、吃刺激性食物，睡眠不足、疲勞，胃腸障礙，營養不均衡等都可造成頭皮屑的發生。

🍲 專家飲食指導

避免吃煎炸、油膩、辛辣等食品，可起到調節、保護頭皮自身平衡，抑制病菌過度繁殖，減少頭皮屑發生機率的作用。

📋 專家生活指導

真菌都具有一定的傳染性，因此做好個人和家庭成員之間的起居衛生，分開使用毛巾、枕巾、梳子等生活用品，都可以在一定程度上減少病菌在人際之間的傳播，起到預防頭皮屑發生的作用。

✔ 對症明星食材推薦

食材名稱	使用注意	功效	適用對象
洋蔥	皮膚搔癢性疾病患者、眼疾患者、頭暈目眩者、發炎者、胃病患者不宜食用。	具有祛痰、利尿、健胃潤腸、解毒殺蟲等功能。可輔治食欲不振、消化不良、大便不暢、痢疾、腸炎、蟲積腹痛、創傷潰瘍、赤白帶下等病症。	適合高血壓、動脈硬化等心血管疾病患者食用；洋蔥汁適用於頭皮屑患者。頭皮屑注意個人衛生，遠離辛辣、油膩、刺激性食品。

▶簡單好用法
可以將洋蔥切成小塊，用紗布包裹起來，揉擦頭皮，效果顯著。

▶材料替換
可以將洋蔥換成醋或豆漿來洗頭，也具有很好的療效。

乾桑枝	韭菜	大蔥	米醋
有清熱與祛風、通絡和祛風濕、利關節、行水氣功效,可輔治風寒濕痺、四肢拘攣、腳氣浮腫、風癢等症。	具有健胃、提神、止汗、固澀、補腎助陽、固精等功效,還可溫中開胃、益肝健胃、行氣理血、潤腸通便。	具有發表通陽、解毒調味的作用。主要用於風寒感冒、頭痛鼻塞、陰寒腹痛、痢疾泄瀉、乳汁不通、二便不利等症。	具有祛脂降壓、解毒、解酒、消食、減肥、安神除煩等功效。

✎ 對症實用偏方

洋蔥汁擦揉頭皮

材料:洋蔥適量

用法:將洋蔥搗爛取汁,用洋蔥汁擦揉頭皮,24 小時後用溫水洗頭即可。一週三次,兩周後即可見效。

功效:可去癢止屑

韭菜炒大蔥

材料:韭菜、大蔥、鹽各適量。

用法:將韭菜、大蔥擇洗淨,切段;炒鍋注油燒熱,放入韭菜、大蔥翻炒,加鹽炒勻,盛出即可。

功效:抑制頭皮癢與多屑

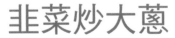
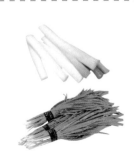

黃豆糊止頭屑

材料：黃豆、香油各適量。

用法：將黃豆上鍋炒至焦糊，用擀麵杖擀
　　　成粉末，用香油調勻，每日早晚塗
　　　擦患處。

功效：潤頭皮、止頭屑。

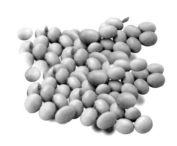

石榴皮治頭皮屑

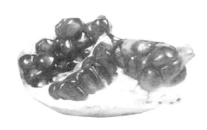

材料：鮮石榴皮適量

用法：將鮮石榴皮煎湯洗頭，或把乾
　　　石榴皮炒炭研末，加香油調成
　　　糊狀。外塗患處，每日 2 次。

功效：輔治神經性皮炎及因銀屑病引
　　　發的頭皮屑等症。

米醋潤頭皮

材料：米醋適量

用法：頭髮用洗髮精洗完後，再用清水加少許米醋
　　　洗涮 1 次。如果頭皮屑過多，用醋塗抹頭皮，
　　　每晚 1 次，數次即可有效。

功效：消脂止癢，養髮護髮。用於輔治頭髮乾枯易
　　　脫、頭皮屑多等症。

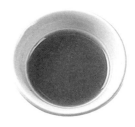

扁平疣

加強身體鍛煉，避免海鮮發物

 症狀表現　是一種病毒感染性疾病，可突然起病，皮損多發於面部、手背、手臂，表現為大小不等的扁平丘疹，輕度隆起，表面光滑，呈圓形、橢圓形或多角形，邊緣清楚，可密集分佈或由於局部搔抓而呈線狀排列，一般無自覺症狀，部分患者自覺輕微搔癢。

 症狀原因　是由人乳突病毒（HPV）感染引起的。中醫認為，多由肌膚腠理不密，風熱邪毒侵入體內，或體內肝虛血燥，筋氣不榮，熱毒外發鬱積皮膚而發病。

專家飲食指導

扁平疣患者在治療和治癒後的一段時間，都要盡量避免食用海鮮產品及刺激性食物。不要酗酒，也不要空腹喝酒。少吃動物油和肥肉，均衡飲食，以主食為主，多吃蔬菜和水果。可適當補充維生素 B 群和礦物質。

專家生活指導

保持愉快心情，加強身體鍛煉，治療期間要樂觀，有耐心、毅力。不要使用激素類藥物以免造成泛發，不宜搔抓或摳剝疣體，也不宜過度搓洗以免造成自身接種。注意個人衛生，忌與他人共用清潔用具。

✔對症明星食材推薦

食材名稱	使用注意	功效	適用對象
四季豆	腹脹者不宜食用。四季豆烹煮時間宜長不宜短，要保證其熟透，否則會發生中毒。	有化濕而不燥烈、健脾而不滯膩、調和臟腑、安養精神、益氣健脾、利水消腫。可用於脾虛兼濕、食少便溏、婦女帶下過多、暑濕傷中、吐瀉轉筋等。	婦女白帶多者、皮膚搔癢者、急性腸炎者更適合食用，同時適宜癌症、急性腸胃炎、食欲不振者食用。

▶簡單好用法
可以將新鮮四季豆搗爛後直接塗抹在患處。

▶材料替換
可用鮮藿香來代替四季豆。

✔其他對症食材推薦

蒼耳子	苦瓜	紅花
具有散風除濕、通竅止痛的功能。生蒼耳子以消風止癢力強，常用於皮膚癢疹及其他皮膚病。	有清熱消暑、養血益氣、補腎健脾、滋肝明目的功效，對治療痢疾、瘡腫、中暑發熱、痱子過多、結膜炎等病有一定的功效。	具有活血通經、祛瘀、消腫、治痛等功能，輔治通經、經閉、子宮瘀血作痛、冠心病心絞痛、跌打損傷等症。

✎ 對症實用偏方

四季豆汁外塗

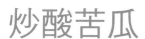

材料：新鮮四季豆適量

用法：洗淨患處後取新鮮四季豆的汁塗擦，每日 3 次，連用 1 周。大多數患者於第 2 周疣體即自然脫落，患處全無痕跡。

功效：輔治扁平疣

炒酸苦瓜

材料：苦瓜、酸菜水各適量。

用法：將生苦瓜剖開去籽，在酸菜水中浸泡 1 周後，取出切碎，在油鍋中爆炒後食用。每次食 60 克，每日 3 次，連食半月即可有明顯療效。

功效：有清熱解毒、抗病毒的作用。

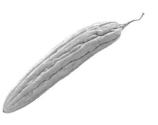

花斑癬

注意個人衛生，遠離辛辣、刺激、油炸食物

 症狀表現　花斑癬是一種皮膚淺表角質層輕度慢性感染，初為粟粒至黃豆大小淡黃色斑點，多在毛囊周圍，表面平滑或微帶光澤，隨時間遷移，斑點漸次增大或融合成大損害。病變多為圓形或不整形，邊界清楚，顏色變化甚大。用小刀刮削，有細微鱗屑剝落。

 症狀原因　本病系糠秕馬拉色菌（亦稱「糠秕小孢子菌」）所致。該菌寄生於表皮角質層內，熱濕多汗季節易於繁殖生長，通過直接或間接接觸傳染，家庭成員中尤易傳染罹患，還與營養不良、妊娠、多汗、慢性感染等要素有關。

專家飲食指導

應少吃或不吃辛辣刺激性、油炸食品及魚腥發物；要根據病情合理選擇食物，如皮損鱗屑較多、脫屑明顯者，應多食高蛋白食物，應多食茄子、絲瓜、紅豆、綠豆、冬瓜等。禁飲酒。

專家生活指導

要保持平和、愉悅的心情，注意衛生，常洗澡，勤換內衣。休息或猛烈活動後大汗出，應及時洗澡和更衣。平常出汗較多者宜外用爽身粉。不穿他人衣物等。

✔對症明星食材推薦

食材名稱	使用注意	功效	適用對象
蒜	陰虛火旺及慢性胃炎潰瘍病患者應慎食。外用能引起皮膚發紅、灼熱、起皰，故不宜敷過久；皮膚過敏者慎用。	有溫中健胃、消食理氣、抗菌消炎、殺蟲解毒、祛寒健胃等，輔治飲食積滯、脘腹冷痛、泄瀉、痢疾、瘧疾、百日咳、癰疽腫毒、白禿癬瘡、花斑癬等病症。	宜肺結核與癌症跟高血壓和動脈硬化患者。

▶簡單好用法
可以直接將蒜瓣對切後，蘸醋塗抹患處。

▶材料替換
獨頭蒜也可用生薑來代替。

其他對症食材推薦

鮮薑	黃瓜	硼砂
有袪風、解表、和胃、溫經止痛等功效,具有明顯的解熱、抗菌、消炎作用。	清熱利水、解毒消腫、生津止渴的功效,可用於身熱煩渴、咽喉腫痛、風熱眼疾、濕熱黃疸、小便不利等病症。	外用清熱解毒、消腫、防腐;內服清肺化痰。用於急性扁桃體炎、咽喉炎、咽喉腫痛、口舌生瘡、齒齦炎、中耳炎、目赤腫痛、花斑癬等症。

對症實用偏方

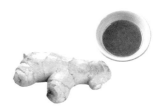

鮮薑米醋汁外塗

材料:鮮薑 20 克, 米醋 100 毫升。

用法:薑洗淨搗碎,放醋中浸泡 12 個小時後,先用肥皂水洗淨患處,然後塗敷藥液,每日 1 次。

功效:用於治療花斑癬

黃瓜硼砂液外塗

材料:新鮮黃瓜 200 克,硼砂 100 克。

用法:黃瓜切片,裝容器,再放硼砂,稍攪拌,放 3 ～ 4 小時,過濾出水備用。清洗皮膚後外塗患處,每日 3 ～ 4 次,連用 7 ～ 10 日。

功效:可治花斑癬等症

獨頭蒜蘸陳醋

材料:獨頭蒜、陳醋各適量。

用法:獨頭蒜搗爛,紗布包好,蘸陳醋,擦患處,擦至局部發熱伴輕微刺痛。一日 3 次,連用 5 ～ 7 天,即有療效。

功效:輔治花斑癬

瘡癤

飲食宜清淡，注意防感染

症狀表現　瘡癤是皮膚毛囊或皮脂腺的急性化膿性炎症，是外科中最常見的疾病。瘡癤一般多發生於夏季，任何部位都可發生，但以頭面、背及腋下為多見。其特徵是色紅、灼熱、疼痛、凸起根淺、腫勢局限、膿出即癒。

症狀原因　瘡癤，多因天氣炎熱，烈日暴曬，感受暑毒蘊阻於皮膚；或生痱子後被抓破感染所致。其病因病體為外感熱毒，或濕熱內蘊，熱毒不得外泄，阻於肌膚所致。

 專家飲食指導

飲食宜清淡，可多吃一些具有清熱解毒、活血化瘀等功效的食物。

 專家生活指導

盡量不要過度搔抓、摩擦，以免感染。如果自己簡單處理的效果不佳，應盡早到醫院就診，請醫生提供有針對性地治療方案。

✔ 對症明星食材推薦

食材名稱	使用注意	功效	適用對象
綠豆	寒涼體質的人如四肢冰涼乏力與腰腿冷痛跟腹瀉便稀等不宜食用。	有清熱、消暑、利水、解毒的功效，可用於暑熱煩渴、感冒發熱、霍亂吐瀉、痰熱哮喘、頭痛目赤、藥物及食物中毒等症。	中毒者、高血壓患者、水腫患者等均可食用。

▶簡單好用法
可將綠豆加水熬煮，直接吃豆飲湯即可。

▶材料替換
可將綠豆換成紅豆熬湯。

✔其他對症食材推薦

茄子	紅豆	土茯苓	烏梅
具有散血瘀、消腫止疼、治療寒熱、袪風通絡和止血等功效。	利水消腫與解毒排膿跟清熱通乳的功效。解毒排膿主要用於癰腫初起，研末水調或用醋調外敷，亦可配清熱解毒藥內服。	具有解毒散結、袪風通絡、利濕泄濁的功效，輔治梅毒、喉痺、癰疽惡瘡、水腫、泄瀉、腳氣、濕疹疥癬等症。	能潤肺止癢、抗過敏，對血虛風燥所致的皮膚搔癢、癮疹、頑癬等有很好的止癢作用。

✏ 對症實用偏方

綠豆蜂蜜汁

材料：綠豆 50 克，蜂蜜 20 毫升。

用法：將綠豆洗淨，用溫開水泡浸 1～2 小時後取出，搗爛成漿，沖入蜂蜜調勻，置鍋內隔水蒸熟，隨意飲服。每日 1～2 劑，連服數天。

功效：清熱，解毒，輔治瘡癤。

紅豆茯苓汁

材料：紅豆 30 克，土茯苓 24 克，鹽少許。

用法：將紅豆、土茯苓一起放入鍋內，加適量水，熬煮 1 小時，去渣取汁，用鹽少許調味。每日 1～2 劑，連服 5～7 天，2 歲以下小兒酌減。

功效：輔治瘡癤。

腳氣、腳臭

遠離辛辣刺激性食物，保持腳部衛生

症狀表現 腳氣是一種極常見的真菌感染性皮膚病。腳氣是足癬的俗名，也稱「香港腳」。足癬為足蹠部、趾間的皮膚癬菌感染，可延及足跟及足背，但發生於足背者屬體癬。紅色毛癬菌為足癬的主要致病菌。

症狀原因 主要是由外感濕邪風毒或飲食厚味所傷，積濕生熱留滯腿腳而致。致病菌多系毛癬菌屬與表皮癬菌屬，主要菌種有紅色毛癬菌、石膏樣毛癬菌、絮狀表皮癬菌。在多汗條件下，腳上的真菌大量繁殖並分解角質蛋白，加上汗液中的尿素、乳酸，產生腳臭。

 專家飲食指導

勿吃容易引發出汗的食品，如辣椒、生蔥、生蒜等，少吃刺激性食物，宜清淡飲食。

 專家生活指導

保持皮膚乾燥，保持腳部清潔，每天清洗數次，勤換襪子；洗腳盆及擦腳毛巾應專人專用；平時不宜穿運動鞋、旅遊鞋等不透氣的鞋子。趾縫緊密的人可選擇分趾襪，以吸水透氣。

✔ 對症明星食材推薦

食材名稱	使用注意	功效	適用對象
冬瓜	脾胃虛寒、腎虛者不宜多服。脾胃氣虛、腹瀉便溏、胃寒疼痛者忌食冬瓜；女子月經來潮期間和寒性痛經者慎食冬瓜。	有清熱解毒、利水消痰、除煩止渴、祛濕解暑，可用於心胸煩熱、小便不利、肺癰咳喘、肝硬化腹水、腳氣等。	適宜腎病、水腫、肝硬化腹水、癌症、腳氣病、高血壓、糖尿病、動脈硬化、冠心病、肥胖以及維生素 C 缺乏者。

▶簡單好用法
可以將冬瓜、紅豆加水煮成湯飲用。

▶材料替換
上述用法中，紅豆也可用薏仁代替。

✔其他對症食材推薦

紅豆	米醋	薑
具有利水除濕、和血排膿、消腫解毒的功效，可輔治水腫、腳氣、黃疸、瀉痢、便血、癰腫等症。	祛脂降壓、解毒與解酒、消食和減肥、安神除煩功效，可用於治療腳氣。	具有發汗解表、溫中止嘔、溫肺止咳、解魚蟹毒、解藥毒的功效，可用於外感風寒、頭痛、痰飲、咳嗽、胃寒嘔吐等症，可增進血行，驅散寒邪。

✎ 對症實用偏方

冬瓜紅豆

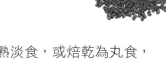

材料：冬瓜 1 個， 紅豆 130 克，白糖適量。
用法：冬瓜切蓋去瓤，裝入紅豆，放糖水中煨熟淡食，或焙乾為丸食，
　　　分 2 ～ 3 次食用。
功效：利濕消腫，適用於腳氣患者食用。

冬瓜皮水泡腳

材料：冬瓜皮 100 克
用法：取冬瓜皮 100 克加水熬煮，
　　　用水泡腳 15 分鐘左右，連
　　　續 15 ～ 20 日。
功效：可治腳氣

米醋泡腳

材料：米醋 1000 克
用法：將米醋倒入盆內，加水 500
　　　克，浸泡或浸洗。每日 2
　　　次，一次 1 小時。
功效：消炎殺菌，治足癬、濕疹等。

雀斑、黃褐斑

多喝水、多吃蔬果，注意防曬，遠離輻射

症狀表現　雀斑多呈點狀或圓形等，為針尖至米粒大，淡褐色至黑褐色斑點，數目不定，從稀疏的幾個到密集成群的數百個，孤立不融合。黃褐斑主要發生在面部，以顴部、頰部、鼻、前額、頦部為主，為邊界不清楚的褐色或黑色的斑片，多為對稱性。

症狀原因　雀斑發生的原因主要為腎水不足、火滯鬱結、邪郁於血分等。黃褐斑的出現多數與內分泌有關，尤其與雌激素水準有關，月經不調、妊娠等都可能出現黃褐斑。

 專家飲食指導

多喝水、多吃蔬果。避免刺激性的食物，尤其是咖啡、可樂、濃茶、香煙、酒等。

 專家生活指導

要注意防曬，遠離各種電離輻射。不要使用含有激素、鉛、汞等物質的「速效祛斑霜」。養成良好的生活習慣，注意休息和保證充足的睡眠，不抽煙、不喝酒、不熬夜。

✔ 對症明星食材推薦

食材名稱	使用注意	功效	適用對象
百合	風寒咳嗽、虛寒出血、脾胃不佳者忌食。	具潤燥清熱、清心除煩、寧心安神、美容養顏功效，可用於熱病後餘熱未消、神思恍惚等病症，對皮膚細胞新陳代謝有益，常食百合，有一定美容作用。	適合養肺、胃的人食用，比如慢性咳嗽、肺結核、口舌生瘡、口乾、口臭患者，還適宜想要美容的人群食用。

▶簡單好用法
可以直接用百合泡茶飲用。

▶材料替換
百合可以換成冬瓜仁泡茶喝。

✔ 其他對症食材推薦

薏仁	桃花	冬瓜仁	番茄	雪梨
具有健脾利濕、清熱排膿、溫中散寒、補益氣血的功能，可輔治氣血虛弱等症。	能擴張血管，疏通脈絡，潤澤肌膚，改善血液循環，促進皮膚營養和氧供給，防止黑色素在皮膚內慢性沉積。具有瀉下通便、利水消腫、美容養顏、補氣血功效。	具有淨白肌膚的功效，輔治臉色枯黃、容顏憔悴等症狀，是古代長用的美容護膚品之一。具有美白、養顏、減肥、祛除色斑等效果。	有生津止渴、健胃消食、清熱解毒、涼血平肝、補血養血和增進食欲。還有祛斑、美白肌膚等功效。可用於熱病煩渴，或胃熱口渴、舌乾、目昏眼乾等症。	生津潤燥、清熱化痰功效，可用於風熱咳嗽、便祕與上火等症。

📝 對症實用偏方

百合薏仁粥

材料：薏仁 50 克，百合 15 克，蜂蜜適量。
用法：將薏仁、百合洗淨，放鍋中，加適量水，
　　　煮至薏仁爛熟，調入蜂蜜，出鍋即成。
功效：健脾益胃、澤膚祛斑，輔治面部雀斑。

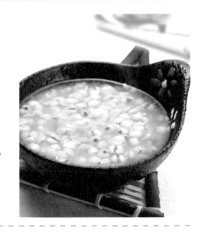

桃花茶

材料：乾桃花 4 克，冬瓜仁 5 克，白楊樹皮 3 克。
用法：將乾桃花、冬瓜仁、白楊樹皮放置在杯中，用沸水沖泡，蓋上蓋，10
　　　分鐘後揭開，即可飲用。可以反覆沖泡 3 ～ 4 次，每日 1 劑。
功效：潤膚通絡、養顏祛斑，輔治面部雀斑、色斑。

雪梨油菜檸檬汁

材料：油菜 50 克，雪梨 2 個，檸檬 1 個。
用法：將檸檬去皮，油菜洗淨，雪梨去皮去核，
　　　一起放入果汁機中榨汁。每週飲 3～5 次。
功效：美白祛斑、潤澤肌膚。

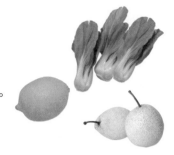

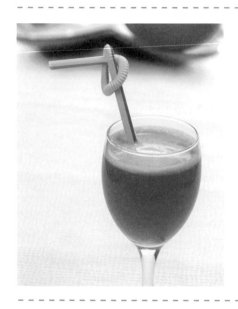

番茄汁

材料：番茄 1 個，白糖適量。
用法：將番茄榨成汁，加適量白糖調
　　　勻。每日 1 杯。
功效：可抑制黑色素生成，淡化已有
　　　的色斑，防治雀斑。

桃花酒

材料：桃花 50 克，白酒 500 毫升。
用法：將桃花擇淨，放入容器中，倒入
　　　白酒浸泡，密封，7 天後即可飲
　　　服。每次 30 毫升，每日 2 次飲服。
功效：除百病、益顏色。適用於斑症。

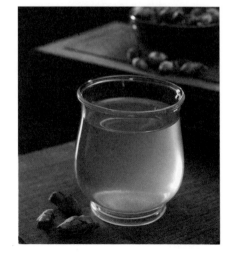

第六章
防治日常
婦科疾病

婦科疾病是女性的常見病，當發生婦科問題時，會嚴重影響女性的日常生活、工作以及身心健康。女性的健康關乎著家庭的幸福和國家的繁榮，所以一定要引起重視。婦科疾病不僅要治，而且也要防。本章精選了部分防治常見婦科疾病的小偏方，簡單有效，值得一試。

- 痛經
- 閉經
- 月經不調
- 白帶異常、外陰搔癢
- 妊娠嘔吐
- 產後缺乳
- 乳頭皸裂

痛經

豆類魚類宜多吃，生冷辛辣要遠離

 症狀表現　痛經是指女性在行經的過程中或經前、經後出現下腹部痙攣性疼痛以及全身不適。痛經時，下腹部會脹痛、灼痛、刺痛、隱痛、墜痛、痙攣性疼痛或撕裂性疼痛。症狀表現為手腳冰冷、面色蒼白、全身無力、冷汗淋漓、虛脫以及昏厥等症狀。

 症狀原因　痛經分原發性和繼發性痛經。原發性痛經是指從月經初期時即有痛經，以後週期性月經期痛但沒有器質性疾病，而繼發性痛經常見子宮內膜異位症、肌瘤、生殖道炎症性疾病、子宮腺肌病、子宮內膜息肉和月經流出道梗阻。許多女性都被痛經所困擾，甚至會影響日常生活。

 專家飲食指導

> 經前及經期忌食生冷寒涼之品。月經量多者，不宜食用辛辣香燥之物，應根據痛經的原因辨證施治。避免過甜或過鹹的食物，多吃蔬菜、雞肉、魚肉，注意補充礦物質。

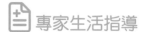 **專家生活指導**

> 經期應注意保暖，忌寒涼、生冷刺激，防止寒邪侵襲；注意休息，避免疲勞；應盡量控制劇烈的情緒波動，保持心情愉快；平時要防止房勞過度，經期絕對禁止性生活。

✔對症明星食材推薦

食材名稱	使用注意	功效	適用對象
山楂	胃潰瘍、十二指腸潰瘍、胃酸過多的患者，不宜吃山楂等含有機酸過多水果，以免損傷胃黏膜，加重病情。	山楂除了具有開胃消食、擴張血管、降低血脂等功效外，還能輔助治療女性痛經。中醫認為山楂具有活血化瘀作用。	適合血瘀型痛經患者食用。

▶簡單好用法
山楂洗淨，放杯中，沖入沸水，蓋上蓋後悶一會兒，加紅糖後代茶飲用。

▶材料替換
上述用法中，用紅棗代替紅糖熬成粥，對血瘀型痛經也很有幫助。

✔ 其他對症食材推薦

益母草	玫瑰花	紅糖	紅酒
有活血調經、去瘀血、止痛消腫、減輕子宮痙攣所帶來痛經、增加子宮興奮等功效。適合血滯經閉、痛經、經行不暢、瘀滯腹痛患者食用。	行氣解鬱、和血、止痛。用於肝胃氣痛、食少嘔惡、月經不調、跌撲傷痛等症。適合氣血失調、經脈不暢導致的痛經、月經不調患者食用。	針對寒濕血虛、氣滯血瘀的女性，可提高體內熱性，減輕因體寒氣血瘀滯引起的痛經症狀。適合因寒濕血虛、氣滯血瘀引起的痛經以及繼發性痛經患者食用。	不僅能增進食欲、延緩衰老、美容，能活血化瘀，對女性生理期腹痛有一定的療效。宜生理期腹痛患者食用。

✎ 對症實用偏方

益母玫瑰茶

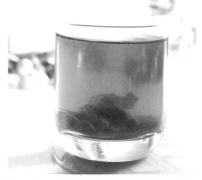

材料：玫瑰花乾品 8 朵，益母草 20 克。
用法：將益母草和玫瑰花放鍋中，加入適量水，
　　　大火煮開，轉小火繼續煮 5 分鐘即可。
功效：活血化瘀、調經止痛，適合於氣滯血瘀
　　　型痛經。

山楂紅糖水

材料：帶核鮮山楂 15 枚，紅糖適量。
用法：山楂洗淨，放入鍋中，加適量水以小火熬至爛熟，加入紅糖熬煮至稀
　　　糊狀即可。經前 5 天開始服用，每日早晚各 1 次，直至經後 3 天停止
　　　食用。此為一個療程，連服三個療程即可見效。
功效：專治月經不調、血瘀型痛經。

益母草煮雞蛋

材料：雞蛋 2 個，益母草 30 克，元胡 15 克。

用法：將雞蛋洗淨，放入砂鍋中，加入益母草、元胡、適量清水同煮，雞蛋熟後去殼再煮片刻，去藥渣，吃蛋喝湯。經前 1～2 天開始服，每日 1 劑，連服 5～7 天。

功效：適合於氣滯血瘀型痛經的女性食用

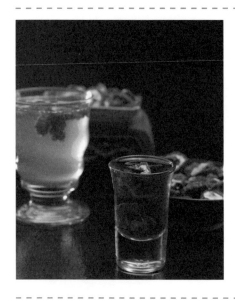

山楂酒

材料：乾山楂片 500 克，60 度白酒 300 毫升。

用法：將乾山楂片洗淨、去核，放入細口瓶中，倒入白酒，浸泡，密封，每日振搖一次，7 日後，取出飲服即可。每次 10～20 毫升，邊用邊添加白酒（約 200 毫升）。

功效：活血、舒筋，主要用於治療勞動過度之身痛疲倦和婦女痛經等症。

紅酒煮蘋果

材料：蘋果 2 個，紅酒 400 毫升。

用法：蘋果洗淨，去皮核後切月牙狀，放鍋內，倒紅酒沒過蘋果，中火燉 15 分鐘後關火，讓蘋果在紅酒中浸泡 2 小時後食用。每天晚上食用一次。

功效：散寒祛瘀、活血通絡，適用於女性生理期疼痛。

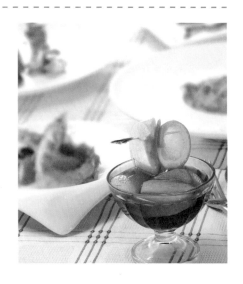

專家講堂，其他輔助偏方
趕走痛經煩惱，做幸福女人

前面我們講到了痛經有原發性和繼發性兩種情況，許多女性也被痛經所困擾，甚至影響了正常的生活。前段時間，有一位女性因為痛經來看婦科，說痛經嚴重。但是她很排斥服用避孕藥和止痛片，因為在備孕。問我是否有什麼簡便易行的方法。我推薦她以下 2 個偏方：

偏方一

痛經發作時，可用吹風機吹小腹

患者覺得很不理解，為什麼痛經要用吹風機吹呢？
其實，這是來源於中醫的熏艾，但是熏艾比較麻
煩，而且有的人也不喜歡熏艾的味道，所以
就用吹風機來替代。採用「溫暖驅
寒療法」肯定會有所緩解。

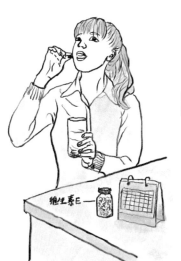

偏方二

口服維生素 E 膠囊

在月經來之前 2 天開始吃，一直到月經的第 3 天結束。每天吃 1 粒或者 2 粒均可。口服維生素 E 對於原發性痛經有很好的防治作用。其實，原發性痛經的發作，是因為前列腺素在作祟，而口服維生素 E 膠囊能降低並清除前列腺素。但是，在使用此方時，一定要在經期前一周左右適當忌口，忌食乳製品，少吃肉，最好以吃素為主。

閉經

加強營養，保持愉悅心情

症狀表現 閉經是指年過 18 歲從未有過月經或月經週期已建立後又停止的現象，常伴隨著性欲下降、陰毛以及腋毛脫落、皮膚乾燥發黃等症狀。

症狀原因 閉經有生理性和病理性之分，生理性閉經是指女性在青春期前、妊娠期、哺乳期、絕經過渡期及絕經後，由於體內性激素的正常變化而無月經來潮。病理性閉經主要有子宮性閉經、腦垂體性閉經、下丘腦性閉經等。

 專家飲食指導

體質虛弱者應多食具有滋補和補血活血通絡作用的食物；對氣滯血瘀引起的閉經，可多食行血化瘀之品；對於極度消瘦引起的閉經，應重視改變飲食習慣，加強營養，不吃滑膩黏滯的食物及酸性食物等。

 專家生活指導

要保持愉悅的心情，因為閉經多由內分泌紊亂引起，而內分泌功能的正常與否與人的精神狀態有很大關係。要戒除不良的精神刺激。要及時治療某些可能導致閉經的疾病，要注意勞逸結合，加強身體鍛煉。

✔對症明星食材推薦

食材名稱	使用注意	功效	適用對象
桂圓	若有內熱上火發炎症狀時不宜食用，懷孕後也不宜過多食用。	具有益心脾、補氣血、益智寧心、安神定志、健脾、調經的功效。	適合心脾虛損、氣血不足所致的失眠、健忘、驚悸、眩暈等症狀的人群。

▶簡單好用法
可以將桂圓肉直接泡水喝。

▶材料替換
桂圓可以用紅棗代替。

✔其他對症食材推薦

丹參	當歸	紅糖	黑豆	豬肉
		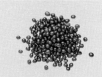		
具有活血調經、祛瘀止痛、涼血消癰、清心除煩、養血安神的功效，可用於女性月經不調及閉經等症。	有補血活血與調經止痛和潤燥滑腸的功效，可用於血虛諸證、月經不調、經閉、痛經等症。	對寒濕血虛、氣滯血瘀的女性可提高體內熱性，減輕因體寒氣血阻滯引起的痛經症狀。	具活血利水、消腫下氣、潤肺燥熱、祛風除痺、補血安神、明目健脾、補腎益陰的功效。	具補虛強身、滋陰潤燥、豐肌澤膚作用。凡病後體弱、產後血虛、面黃羸瘦者，皆可用作營養滋補之品。

📝 對症實用偏方

當歸羊肉湯

材料：羊肉 250 克，當歸 30 克，薑末 15 克，鹽少許。

用法：羊肉洗淨切塊，與當歸、薑末放入瓦鍋煮湯，待肉煮至熟爛後適當加鹽調味。每日 1 劑，每月連服幾次即可。

功效：適用於寒凝血瘀引起的閉經

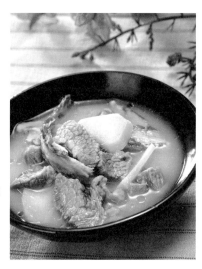

桂圓薏仁粥

材料：桂圓肉 9 克，薏仁 30 克，紅糖適量。

用法：桂圓肉與薏仁放入清水鍋中，小火煮成粥狀，食用時加適量紅糖即可。

功效：具有健脾、養血、調經的功效，適合氣血虛弱型閉經女性食用。

丹參茶

材料：丹參、紅糖各適量。

用法：將丹參與紅糖加水煎汁。每日 1 劑，早晚服用，連服 2 周。

功效：具有活血化瘀、養血調經的功效，適用於陰血虧虛型閉經。

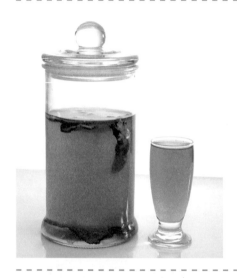

當歸酒

材料：當歸 30 克，白酒 500 毫升。

用法：將當歸擇淨，放入容器中，加白酒適量浸泡，飲服即可。每日 2 次，每次 15 ～ 20 毫升。

功效：補血活血、調經止痛，適用於貧血、痛經、閉經等症。

當歸瘦肉生薑湯

材料：豬瘦肉 200 克，當歸、生薑各 25 克。

用法：將豬瘦肉洗淨切丁，與當歸、生薑一起放入鍋中同煮。吃肉飲湯，每日 1 次。

功效：有補中益氣、溫中暖下、補血活血、調經止痛功效，用於產後血虛、乾血癆等症。

炒黑豆

材料：黑豆 500 克，蘇木 9 克。

用法：將黑豆炒熟研末，蘇木煎湯，每次取 9 克黑豆末用蘇木湯早晚送服。

功效：適用於繼發性閉經

月經不調

注意經期衛生，遠離生冷油炸食品

 症狀表現 月經不調是指週期、經期、經量、經色、經質等方面發生改變，多以月經週期改變如月經提前、延後，月經量過多或過少，或是月經前、經期時的腹痛及全身症狀為主要表現。

 症狀原因 情緒異常容易引起月經失調，長期的精神壓抑、生悶氣或遭受重大精神刺激和心理創傷，都可導致月經失調或痛經、閉經。婦女經期受寒冷刺激，會使盆腔內的血管過分收縮，可引起月經過少甚至閉經。節食會引起月經不調，嗜煙酒也可引起月經不調。

 專家飲食指導

> 月經來潮時，可攝食動物肝臟等，以維持體內熱量。此時，甜食可多吃，油性食物及生冷食物皆不宜多吃。血熱者經期前宜多食新鮮水果和蔬菜，忌食蔥、薑、蒜等刺激助火之物。

 專家生活指導

> 注意經期及性生活衛生，防止經期、產期上行感染。經期應注意保暖，忌寒涼、生冷刺激；注意休息、減少疲勞。保持心情愉快。平時防止房勞過度，經期絕對禁止性生活。

✔ 對症明星食材推薦

食材名稱	使用注意	功效	適用對象
烏骨雞	感冒發熱，咳嗽多痰或濕熱內蘊而食少、腹脹者，有急性菌痢腸炎者忌食。體胖、患嚴重皮膚疾病者也不宜食用。	有滋陰清熱、補肝益腎、健脾止瀉等作用，可輔治虛勞、消渴、崩中帶下、月經不調、婦女缺鐵性貧血等。	產婦、體虛血虧、肝腎不足、脾胃不健的人宜食。

▶簡單好用法
可以只將烏骨雞煮食，飲湯吃肉。

▶材料替換
紅棗、茯苓等中草藥，與烏骨雞燉湯食用。

當歸	月季花	玫瑰	阿膠	桂圓
具補血、活血和調經止痛跟潤燥滑腸的功效，可用於血虛、月經不調、經閉、痛經等症。	有活血調經、消腫解毒、祛瘀行氣、止痛等，用於治療月經不調、痛經等病。	行氣解鬱、活血調經、和血養顏、調理肝脾、改善體質，可用於肝鬱氣滯所致的脅痛脘悶、胃脘脹痛及月經不調或經前乳房脹痛等。	具補血有止血跟滋陰潤燥的功效，為補血之佳品，可用於血虛萎黃等血證。	有滋陰補腎、補中益氣、潤肺、開胃益脾功效，可輔助治療病後虛弱、貧血萎黃、神經衰弱、產後血虧等。

✎ 對症實用偏方

烏雞湯

材料：烏骨雞 1 只，當歸、黃芪、茯苓各 9 克，鹽少許。

用法：烏骨雞處理乾淨，將當歸、黃芪、茯苓洗淨，放入雞腹中，再放入砂鍋，小火煮熟後，去藥渣，用適量鹽調味後即可食肉喝湯。月經前每天 1 劑，連服 3 ～ 5 次即可。

功效：可改善氣血不足引起的月經過少、經色稀淡、頭暈眼花等不適反應。

當歸紅花酒

材料：當歸 30 克，紅花 20 克，丹參、月季花各 15 克，米酒 1500 毫升。

用法：將當歸、紅花、丹參、月季花均研成細末，裝入白紗布袋內，放玻璃瓶中，倒入米酒，浸泡，密封，7 日後開啟，去掉藥袋，過濾去渣，澄清後飲用。每次 15 ～ 30 毫升，每日 2 次，將酒溫熱空腹服用。

功效：理氣活血、調經養血，輔治月經不調、痛經等症。

阿膠粥

材料：阿膠末 30 克，糯米 100 克。

用法：將糯米淘洗淨，加水煮熟，待成粥時，加阿膠末調勻，再用小火煨煮 10 分鐘。分早晚服用，每日 1 劑。

功效：滋陰養血，適用於血虛引起的月經延後、月經過少等。

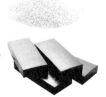

玫瑰酒

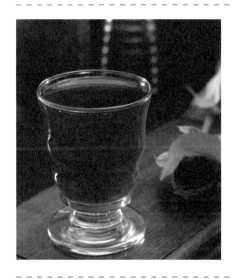

材料：玫瑰花 50 克，黃酒 500 毫升，紅糖適量。

用法：將玫瑰花放入容器中，倒入黃酒，浸泡，密封，3 ～ 6 日後取出藥酒，溶入紅糖即可飲用。早晚各服 1 次，每次 30 ～ 50 毫升。

功效：疏肝解鬱、活血散瘀、和血養顏。可輔治月經不調等症，對肝鬱氣滯導致的皮膚粗糙也有作用。

桂圓蓮子雞蛋湯

材料：雞蛋 2 個，桂圓肉、蓮子肉、紅棗、薑、鹽各適量。

用法：將雞蛋煮熟，去殼，洗淨；桂圓肉、蓮子肉分別洗淨，紅棗洗乾淨、去核。瓦煲內加入薑和適量清水，用大火煮沸，放入雞蛋、桂圓肉、蓮子肉、紅棗，轉中火煮 2 小時，加入鹽調味即可。

功效：寧心安神、養血潤膚、安睡、滋養陰血，適宜婦女白帶多、月經失調、大便稀溏者食用。

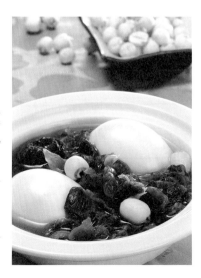

白帶異常、外陰搔癢

注重個人衛生，遠離辛辣刺激和油膩

症狀表現

白帶即陰道排出的帶有黏性的白色液體，含有乳酸桿菌、溶菌酶和抗體，有抑制細菌生長的作用。白帶異常是指白帶的分泌量增多或性狀異常。外陰搔癢多發生於陰蒂、小陰唇，也可波及大陰唇、會陰和肛周。多為陣發性發作，一般夜間重。

症狀原因

白帶異常主要由不注意個人衛生及黴菌性陰道炎、滴蟲性陰道炎、宮頸糜爛、子宮內膜炎等引起。婦科的多種疾病均可引起外陰搔癢。

🍲 專家飲食指導

在飲食上要少食辛辣和油膩生冷之品，應多食益脾補腎和清熱利濕的食物。如為脾虛和腎虛所致的白帶質稀、量多，可選用扁豆、白果、蠶豆、綠豆、木耳、龜肉、芹菜、薺菜、烏骨雞、雞冠花等進行食療。

📋 專家生活指導

平時要積極進行體育鍛煉，增強體質。下腹部要保暖，防風冷之邪入侵。注重衛生，尤其是月經期、妊娠期和產褥期的衛生。不混穿內衣、不共用浴盆和澡巾。平時要保持外陰清潔、乾燥，不要頻繁清洗陰部。

✔ 對症明星食材推薦

食材名稱	使用注意	功效	適用對象
白扁豆	不能生吃或未熟透即食用，一次不能食用過多。	有補脾胃、和中化濕、消暑解毒的功效，輔治脾胃虛弱、泄瀉、嘔吐、暑濕內蘊、脘腹脹痛、赤白帶下等症。	適合脾胃虛弱及白帶過多的人食用。

▶簡單好用法
可以將白扁豆炒熟直接食用。

▶材料替換
白扁豆也可以用芹菜子來代替。

其他對症食材推薦

山藥	玫瑰花	白果	覆盆子	蓮子
具健脾補肺、益胃補腎和固腎益精、助五臟、強筋骨，用於脾胃虛弱、腎氣虧耗與消渴尿頻、遺精早洩、帶下白濁等症。	行氣解鬱、和血、止痛，用於肝胃氣痛、食少嘔惡、月經不調、跌倒傷痛等症，適合氣血失調、經脈不暢的痛經、白帶異常等食用。	有斂肺氣、定喘嗽與止帶濁和縮小便功效，可輔治哮喘、白帶異常、白濁等症。	具補肝益腎、固精縮尿、明目功效，可輔治陽痿與早洩跟遺精滑精、宮冷不孕和帶下清稀、尿頻遺溺、目昏暗、鬚髮早白等症。	補脾止瀉、益腎澀精、養心安神功效，用於脾虛久瀉、心悸失眠、婦女崩漏帶下及胃虛不欲飲食等症。

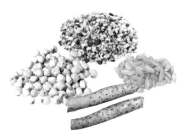

對症實用偏方

山藥芡實粥

材料：鮮山藥 100 克，芡實、去心蓮子各 30 克，車前子 15 克，白米 100 克，白糖適量。

用法：將芡實、蓮子與車前子煎汁備用；山藥去皮切片後，與藥汁、白米同煮為粥，加白糖調服。每日 1 劑，分 2 次服。

功效：健脾固腎益精，適用於白帶異常等症。

- -

白扁豆粉

材料：白扁豆 250 克

用法：將白扁豆炒黃後研為細末，以米湯送服。每次 6 克，每日 2 次。

功效：健脾、和中、化濕，適用於白帶過多者。

白果烏雞湯

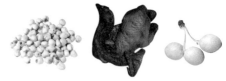

材料：淨烏骨雞 1 只，白果 10 枚，蓮子肉 30 克，糯米 15 克，胡椒、鹽、雞精各適量。

用法：將糯米、白果、蓮子肉均洗淨，在烏骨雞腹腔內裝入白果、蓮子肉、糯米、胡椒，一起放入燉盅內，隔水用小火燉 2 ～ 3 小時；待雞肉熟爛後，調少許鹽、雞精。飲湯，食肉與白果。

功效：具有補脾腎、化濕、固澀止帶的功效，適用於外陰搔癢患者。

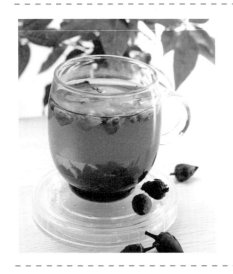

玫瑰蜂蜜紅茶

材料：玫瑰花 5 克，蜂蜜 25 克，紅茶 1 克。

用法：將玫瑰花、紅茶放入杯中，沖入沸水，浸泡幾分鐘後，調入蜂蜜飲用即可。每日 1 劑，分 3 次飯後溫服。

功效：具有理氣解鬱、散瘀和血的功效，適用於白帶赤下等症。

五子酒

材料：覆盆子、楮實子、菟絲子、金櫻子、枸杞、桑螵蛸各 30 克，白酒 1000 毫升。

用法：將所有藥材研碎，盛入絹袋紮緊口，放瓶中，倒入白酒，密封，放在陰涼處，每日搖動數下，49 日後開封，去藥袋，過濾，儲存在淨瓶中即可。每日早晚各 1 次，每次服用 10 ～ 15 毫升。

功效：適用於婦女白帶經久不止等症

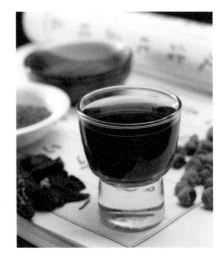

妊娠嘔吐

宜少食多餐，避免精神緊張和不良刺激

症狀表現 妊娠嘔吐是指在孕 6 周左右常有擇食、食欲不振、輕度噁心、反復嘔吐、頭暈、體倦等反應，一般在清晨空腹時較重，還會伴隨消瘦、體重下降、脈弱、血壓低、黃疸、嗜睡等症狀。但在妊娠 12 周左右會自然消失。

症狀原因 該症狀的原因一般認為是與血中絨毛膜促性腺激素水準急遽上升，對胃黏膜的刺激加重有關。中醫學認為，這主要是由於孕婦脾胃虛弱或肝氣犯胃引起胃氣上逆而導致嘔吐。

 專家飲食指導

要飲食有節，少食多餐，以清淡飲食為主。孕早期不能盲目追求營養，進食肥甘厚膩滋補之品。食入即吐時，可少量多次進食白粥、水以養胃氣。不吃辛辣刺激性食物和油膩食物，多吃水果、蔬菜等。

專家生活指導

孕婦要避免精神緊張和不良刺激，要保持室內空氣新鮮，避免難聞氣味的刺激。要進行適量運動，要注意勞逸結合。

 對症明星食材推薦

食材名稱	使用注意	功效	適用對象
糯米	老人跟兒童和病人等胃腸消化不良者不宜多食，糖尿病與肥胖跟高脂血症及腎臟病患者盡量少吃或不吃。	糯米有補虛、補血、健脾暖胃、止汗等作用，適於脾胃虛寒所致反胃、食欲減少、泄瀉和氣虛引起汗虛、氣短無力、妊娠腹墜脹等症。	適多汗、血虛、脾虛、體虛、盜汗與肺結核、神經衰弱、妊娠嘔吐等患者食用。

▶簡單好用法
除了飲糯米湯外，還可以熬成粥食用。

▶醫生叮嚀
禁食硬冷、黏滯、肥膩食物。

生薑	韭菜	紅糖	冬瓜	芝麻
具發汗解表與溫中止嘔跟溫肺止咳功效。	能溫腎助陽、益脾健胃、行氣理血、止汗固澀，能增強脾胃之氣。	有益氣補血與健脾暖胃、緩中止痛跟活血化瘀的功效，可補血與散瘀和祛寒。	具清熱化痰、除煩止渴、清熱解毒的功效，可用於心胸煩熱、小便不利、肝硬化腹水等症。	有補血明目、祛風潤腸、生津通乳、益肝養髮、強身體、抗衰老之功效。可用於身體虛弱、頭暈耳鳴、咳嗽、貧血萎黃、津液不足、大便燥結等症。

✎ **對症實用偏方**

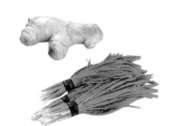

韭菜薑汁

材料：韭菜、鮮薑各 200 克，白糖適量。

用法：將韭菜擇洗淨，鮮薑洗淨，二者均切碎，搗成汁，加白糖飲用。

功效：該汁具有溫中止嘔、行氣和中的功效，可用於懷孕後噁心嘔吐、不思飲食。

糯米湯

材料：糯米 30 克（1 次量）

用法：將糯米淘洗淨，加水小火煮成米湯，每日 4 次溫服。

功效：具有益氣、和中的功效，可用於輔治孕期嘔吐、服藥不見效者。

紅糖芝麻

材料：芝麻、紅糖各 250 克，生薑適量。
用法：將生薑洗淨、搗成汁，與芝麻、紅糖一起放
　　　入鍋中，炒焦嚼食。
功效：適用於妊娠嘔吐者食用

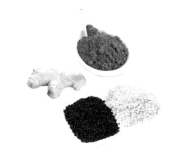

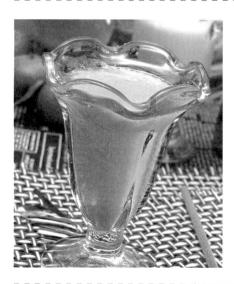

烏梅生薑紅糖飲

材料：烏梅肉、生薑各 10 克，紅糖適量。
用法：將烏梅肉、生薑、紅糖加水 200
　　　毫升煎湯。每次服用 100 毫升，
　　　每日 2 次。
功效：適用於肝胃不和之妊娠嘔吐

冬瓜排骨湯

材料：冬瓜、排骨各 300 克，薑片、鹽
　　　各適量。
用法：將排骨洗淨斬段，汆水，撈出；
　　　冬瓜去皮、切塊。將排骨塊、薑
　　　片放入鍋中，大火燒開，中火熬
　　　煮半小時，再放入冬瓜塊，煮至
　　　冬瓜熟爛，加少許鹽，拌勻即可。
功效：此湯具有清熱、化痰、健胃的作
　　　用，適合妊娠嘔吐者食用。

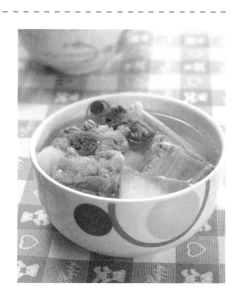

產後缺乳

注意飲食營養，保持良好情緒

 症狀表現 多發生在產後 2～3 天至半個月內。缺乳的程度和情況各不相同：有的開始哺乳時缺乏，以後稍多但仍不充足；有的全無乳汁，完全不能餵乳；有的正常哺乳，突然高熱或七情過極後，乳汁驟少，不足於餵養嬰兒。

 症狀原因 乳汁的分泌與乳母的精神、情緒、營養狀況、休息和勞動都有關係。乳汁過少可能是由乳腺發育不良，產後出血過多或情緒欠佳等因素引起，感染、腹瀉、便溏等也可使乳汁缺少。或者是過早添加配方奶或其他食品導致寶寶吃奶時間短引起。

專家飲食指導

哺乳期間要重視營養的均衡攝入，宜高蛋白、富含湯水的飲食，並應含有鈣、磷及維生素。多飲湯汁，少吃辛辣刺激性食品，忌食麥芽等回乳食品。

專家生活指導

女性哺乳期要保持精神愉悅，不要讓情緒大起大落。主食副食都要全方位地攝取，僅吃一兩種食物不能滿足身體對營養的需求。要注意勞逸結合，不能太勞累。

✔ 對症明星食材推薦

食材名稱	使用注意	功效	適用對象
豬蹄	少鹽，不放味精。晚餐吃太晚或臨睡前不宜吃，以免增加血液黏度。由於豬蹄含脂肪量高，胃腸消化功能能弱的老年人、孕產婦每次不可食過多。	有壯腰補膝和通乳功效，可用於腎虛所致的腰膝酸軟和產婦產後缺少乳汁之症。多吃豬蹄對女性具有豐胸作用。	是老人與婦女和手術跟失血者的食療佳品。

▶簡單好用法
豬蹄剁小塊，放鍋中熬煮，能縮短煮製時間。

▶材料替換
可將豬蹄、花生、黃豆一起煮食。

其他對症食材推薦

花生	紅豆	通草	絲瓜	帶魚
具有滋潤皮膚、悅脾和胃、潤肺化痰、滋養調氣、利水消腫、止血生乳的功效。	有健胃生津、祛濕益氣、補血、促進血液循環、增強抵抗力的功效。哺乳期女性多食紅豆，可促進乳汁的分泌。	具有清濕利水、通乳等功效，輔治產後乳少、淋症澀痛、小便不利、水腫、小便短赤、經閉、帶下等症。	有清暑涼血、解毒通便、祛風化痰、潤肌美容、通經絡、行血脈、下乳汁、調理月經等功效，還能用於帶下、血淋、婦女乳汁不下等病症。	補虛、解毒、止血、養肝，可用於病後體虛、產後乳汁不足、瘡癤癰腫、外傷出血。

✎ 對症實用偏方

花生黃豆豬蹄湯

材料：玉米段、花生、黃豆各 60 克，豬蹄 2 只，
　　　鹽適量。
用法：豬蹄洗淨切塊，放鍋中，加水煮半小時，
　　　放花生、玉米、黃豆，煮至豬蹄熟爛，加
　　　鹽熬煮。飲湯吃豬蹄，每日 1 次。
功效：具有補脾養血、通脈增乳的功效，用於輔
　　　治產後缺乳。

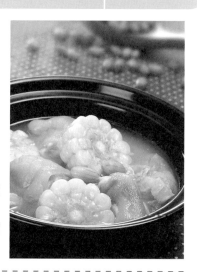

帶魚湯

材料：帶魚 200 克，料酒、蔥、薑各適量。
用法：將帶魚去掉頭、鰓、內臟，洗淨切段，放入鍋內，添入水、料酒煮至
　　　帶魚熟爛，加蔥、薑調味。食肉飲湯，每日 1 次。
功效：補血增乳，用於輔助治療產後無乳或奶水不足。

絲瓜黑芝麻核桃粉

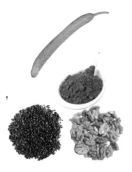

材料：絲瓜 10 根，黑芝麻 120 克，核桃仁、紅糖各 60 克。

用法：將絲瓜焙乾，與黑芝麻、核桃仁、紅糖一起搗碎，過篩，再研成粉。每日 6 克，水煎服，一次服完。

功效：用於輔助治療產後經絡不暢、乳汁缺少。

通草石鐘乳酒

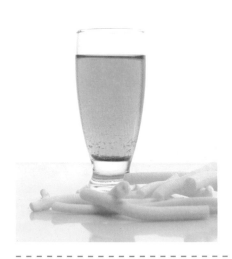

材料：石鐘乳 60 克，通草 30 克，米酒 400 毫升。

用法：將石鐘乳研碎，通草切碎，均放入瓶中，倒入米酒浸泡，密封，7 日後取出飲服即可。頻頻飲之，不拘時。

功效：該藥酒可用於治療乳汁不下等症。氣陰兩虛、內無濕熱者及孕婦慎用。

鯽魚紅豆湯

材料：淨鯽魚 1 條，紅豆 150 克，香菜（芫荽）末、薑絲、鹽各適量。

用法：紅豆淘洗淨，加水浸泡 30 分鐘，煮熟；炒鍋注油燒熱，放入鯽魚煎至兩面金黃，放入薑絲，添入水大火燒開，轉小火熬 15 分鐘；放入熟紅豆，熬製 5 分鐘，最後撒鹽、香菜（芫荽）末調味即可。

功效：可促進哺乳期婦女的乳汁分泌

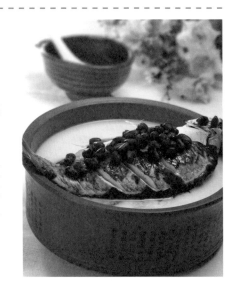

乳頭皸裂

多吃富含維生素 A 的食物，注意乳頭衛生

 症狀表現
乳頭皸裂是哺乳期乳頭發生的淺表潰瘍，常在哺乳的第 1 周發生，初產婦多於經產婦，是哺乳期常見病之一，輕者僅乳頭表面出現裂口，甚者局部滲液滲血，日久不愈反覆發作易形成小潰瘍，處理不當極易引起乳癰。特別是哺乳時往往有撕心裂肺的疼痛感，令患者坐臥不安，極為痛苦。

症狀原因
發生這種情況的主要原因可能是孩子在吸乳時咬傷乳頭，或是其他損傷而引起。

 專家飲食指導

在飲食上應該注意多喝水，多吃富含維生素 A 的蔬菜，如菠菜、番薯、胡蘿蔔等，水果也要多吃。

 專家生活指導

哺乳時應盡量讓嬰兒吸吮住大部分乳暈，不要讓小兒食乳而睡。一旦乳頭咬傷應立即進行治療。每次餵奶時間不要超過 20 分鐘，餵奶完畢待嬰兒口腔放鬆乳頭後，再將乳頭輕輕拉出。哺乳後用生理鹽水清洗乳頭。

✔ 對症明星食材推薦

食材名稱	使用注意	功效	適用對象
香油	患菌痢與急性胃腸炎跟腹瀉等忌多食香油。	具延緩衰老、潤腸通便功效，懷孕和哺乳期女性多吃可助加快去除惡血，補充流失的維生素 E、鐵、鈣等身體極需營養，提高抵抗力，促進新陳代謝。	適用於習慣性便祕、血管硬化、高血壓、冠心病、糖尿病患者，以及懷孕和哺乳期婦女、從事繁重體力勞動者。

▶簡單好用法
用香油擦敷皸裂處。

▶材料替換
可以用丁香或荸薺代替香油。

其他對症食材推薦

芝麻	茄子花	荸薺	紅糖
具補血明目、祛風潤腸、生津通乳、益肝養髮、強身體、抗衰老。可用於身體虛弱、頭暈耳鳴、乳少、尿血等症。	有斂瘡與止痛和利濕功效，輔治創傷跟牙痛與婦女白帶過多等症。	清熱瀉火、涼血解毒、利尿通便、祛痰、消食除脹，能預防急性傳染病、調理痔瘡或痢疾便血、婦女崩漏、陰虛肺燥、痰熱咳嗽。	益氣補血、健脾暖胃、緩中止痛、活血化瘀等功效。

✎ 對症實用偏方

芝麻香油膏外敷

材料：黑芝麻、白芝麻各 20 克，香油少許。

用法：將黑芝麻、白芝麻一起放入鍋中，以小火炒成黃色，取出，研細、過篩。取適量芝麻粉加香油調勻成膏，塗於患處，每日 2 次。

功效：具有消炎止痛、潤膚生肌的功效，用於輔治乳頭皸裂、流血、疼痛難忍等症。

白酒紅糖膏外敷

材料：紅糖、白酒各適量。

用法：將紅糖、白酒一起放入鍋中，小火燉至膏狀，待涼，外敷在乳頭即可。

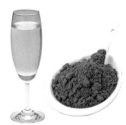

功效：具有通脈、和血的功效，用於輔治乳頭裂痛等症。

第七章
趕跑常見的
男性疾病

現代男性由於生活壓力大、工作緊張，身體會出現很多問題。這些問題不僅影響了男性的健康，也影響了男性的自尊與家庭幸福。當發生日常男性疾病時一定不要有心理壓力，對症分析才能克服治療疾病。本章精選了部分防治男性常見疾病有效易行的老偏方，相信會對男性朋友有一定的幫助。

- 陽痿
- 少精症
- 慢性前列腺炎
- 遺精
- 腎虛

陽痿

多食滋補食物，戒除不良習慣

症狀表現 陽痿即勃起功能障礙，是指在企圖性交時，陰莖不能完全勃起或勃起不堅，以至於不能圓滿進行正常的性生活，是一種最常見的男性性功能障礙。據有關資料統計，陽痿約占男性性功能障礙的 37%～42%。

症狀原因 精神性陽痿多由精神性因素所致，如性心理發育和情緒異常、縱欲手淫、性交環境不宜、過度疲勞、飲酒過多、大量吸煙及醫源性因素等。器質性陽痿則是由某些器質性因素所致，如內分泌疾病、精神血管病變、泌尿生殖疾病、外傷手術、濫用藥物等。

 專家飲食指導

飲食以軟食為主，適當地進食滋養性食物。宜補充微量元素鋅，多吃含鋅、含精胺酸較多的食物。宜多吃動物內臟。不要酗酒，禁食肥膩、過甜、過鹹的食物。

 專家生活指導

要戒除不良習慣，如手淫、縱欲、酗酒等，不抽煙、吸毒、嫖娼，不過度勞累，注意勞逸結合，常參加體育鍛煉，保持心情愉悦。要積極治療一些可導致陽痿的慢性疾病。

✔ 對症明星食材推薦

食材名稱	使用注意	功效	適用對象
韭菜	消化不良或腸胃功能較弱的人吃韭菜容易燒心，不宜多吃。多食會上火且不易消化。	韭菜又叫起陽草，具有補腎壯陽、固精等功效，可用於輔治陽痿、腎陽虧虛、尿頻等症。	適陽痿患者食用。

▶簡單好用法
將韭菜洗淨榨成汁，加入適量白糖飲用。

▶材料替換
將韭菜換成山藥，打成糊煮熟飲用，對陽痿患者也很有幫助。

✔ 其他對症食材推薦

鹿茸	桂圓	山藥	牛尾	淫羊藿
壯腎陽、益精血、強筋骨、調沖任、托瘡毒。用於陽痿滑精、宮冷不孕、羸瘦、神疲、畏寒、眩暈、耳鳴耳聾、腰脊冷痛、筋骨痠軟、崩漏帶下、陰疽不斂等症。	滋陰補腎、補中益氣、潤肺與開胃益脾，可以輔治貧血萎黃和神經衰弱。	補腎澀精、補脾養胃、生津益肺，可用於脾虛食少、久瀉不止、肺虛喘咳、腎虛遺精、尿頻、虛熱消渴等。	有牛肉補中益氣、健脾益胃之功，又有牛髓潤肺補腎、澤肌悅面，對腎虛引起陽痿有很好作用。	補腎陽、強筋骨、祛風濕。適陽痿遺精、筋骨痿軟、風濕痺痛，麻木拘攣、更年期高血壓等。

✎ 對症實用偏方

韭菜雞蛋粥

材料：白米 200 克，韭菜 100 克，雞蛋 1 個，鹽適量。

用法：韭菜洗淨切段，白米洗淨，鍋內添適量清水，放白米大火煮開，轉小火熬煮成粥，放韭菜段、打雞蛋煮熟，撒鹽調味即可。

功效：對腎虛腰膝酸痛、腎虛寒性哮喘、腎虛陽痿、遺精等症有良好的輔助治療作用。

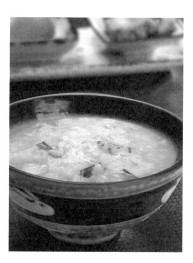

桂圓山藥粥

材料：淮山藥、白米各 50 克，桂圓肉 5 個。

用法：淮山藥洗淨切片，白米淘洗淨，桂圓洗淨，一起放入清水鍋中，小火煮成粥狀即可食用。

功效：此粥適合心脾兩虧的陽痿患者食用

當歸牛尾湯

材料：當歸 30 克，牛尾 1 條，鹽少許。

用法：將牛尾去毛，洗淨切小段，與當歸同鍋加水煮至牛尾熟爛後加鹽，飲湯吃牛尾。

功效：補血益腎，此湯適合腎虛精虧型陽痿患者食用。

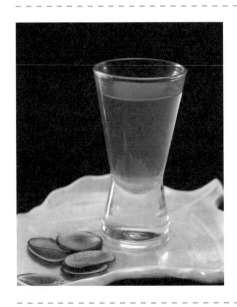

山藥鹿茸酒

材料：山藥 60 克，鹿茸 15 克，白酒 1000 毫升。

用法：將鹿茸、山藥放玻璃容器中，倒白酒浸泡，密封，7 天後開封飲用即可。每日 3 次，每次服 15～20 毫升。

功效：補腎壯陽，適用於性欲減退、陽痿、遺精、早洩以及腎陽虛弱之遺尿、久瀉、再生障礙性貧血及其他貧血症。

淫羊藿酒

材料：淫羊藿 30 克，白酒 500 毫升。

用法：將淫羊藿放入容器中，加入白酒，密封，浸泡 7 日，即可裝杯飲服。每日早晚空腹飲用，每次 15 毫升左右。

功效：用於陽痿不舉、小便淋瀝、半身不遂、腰膝無力、風濕痹痛、四肢不仁等症。陰虛火旺、陽強易舉者禁服。

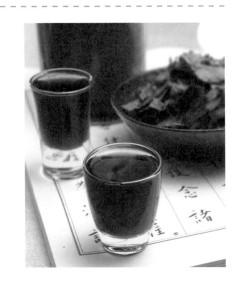

遺精

多吃強腎固精食物，保持情緒積極向上

 症狀表現 遺精是無性交活動時精液自行遺泄，每月 4 次以上，有時在睡眠做夢中發生遺精，有時在清醒狀態下發生遺精。在有規律的性生活時，經常遺精或遺精次數增多，一周數次或一夜數次，或僅有性欲觀念即出現遺精或滑精，則多屬病態。

 症狀原因 一是缺乏正確的性知識，過於注重性問題，經常處於色情衝動中，或有長期手淫的不良習慣；二是生殖器官局部病變的刺激（如包莖、包皮過長、尿道炎症、前列腺炎等）。

 專家飲食指導

要少吃蔥、蒜等辛辣刺激性物品，忌吃生冷性寒、損傷陽氣的各種冷飲、田螺、蟹、柿子、河蚌等。少抽煙，少喝酒、茶和咖啡，要多吃一些強腎固精的食物。

 專家生活指導

遺精時不要中途忍精，不要用手捏住陰莖不使精液流出。遺精後不要受涼，不要用冷水洗滌。內褲不宜過緊。消除雜念，適當參加體育活動。注意陰部衛生，不混用毛巾。

✔ 對症明星食材推薦

食材名稱	使用注意	功效	適用對象
肉蓯蓉	忌鐵器煮製。常大便溏薄者不宜食用肉蓯蓉；此外，性功能亢進者不宜食用肉蓯蓉。	肉蓯蓉具有補腎陽、益精血的功效，輔治腎陽虛衰、精血虧損、陽痿、遺精、腰膝冷痛、耳鳴目花、尿頻等症。	適用於男子腎虛陽痿、遺精早洩及女子月經不調、閉經不孕等人群。

▶簡單好用法
可以用肉蓯蓉與羊肉一起煲湯或者用肉蓯蓉直接泡酒飲用，效果均比較明顯。

▶材料替換
也可用羊腎代替羊肉，與肉蓯蓉熬湯。

✔ 其他對症食材推薦

羊肉	韭菜	山藥	核桃	荷葉
				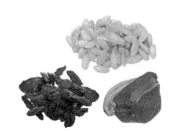
具有補精血、益虛勞、溫中健脾、補腎壯陽、養肝等功效,對虛勞羸瘦、腰膝酸軟、脾胃虛弱、腎陽不足、氣血虧虛、陽痿、寒疝、遺精等症均有食療作用。	又名「起陽草」,具健胃、提神、止汗固澀、補腎助陽、固精等。	益氣養陰、補脾肺腎、固精止帶。用於脾虛食少、久瀉不止、肺虛喘咳、腎虛遺精、帶下、尿頻、虛熱消渴等。	具補腎、溫肺、潤腸等,用於腰膝酸軟、陽痿遺精、虛寒喘嗽、大便祕結等症。	有清熱解毒、清暑利濕、升發清陽、涼血止血的功效。

✎ 對症實用偏方

蓯蓉羊肉粥

材料:白米 30 ～ 60 克,肉蓯蓉 15 克,羊肉適量。

用法:將肉蓯蓉洗淨、切薄片,羊肉洗淨、切小丁,白米淘洗淨。將所有食材一起放入鍋中,煮成粥,空腹食用即可。

功效:可以補腎陽、益精血,適合遺精患者食用。

核桃藥酒

材料:核桃肉 120 克,杜仲、補骨脂各 60 克,小茴香 20 克,白酒 2000 毫升。

用法:所有藥搗碎,放酒中密封,浸泡 1 個月即可。每日 2 次,每次 20 毫升。

功效:補腎溫陽,壯腰固精。適用腎陽虛弱、腰膝酸軟、肢體冷痛、陽痿遺精、小便頻數、性功能減退等症。

荷葉末

材料：荷葉 50 克（如果是鮮品則加倍）

用法：將荷葉研末，每服 5 克，每日早晚各 1 次，
熱米湯送服。

功效：清熱止血、升發清陽，用治夢遺滑精等症。

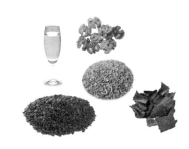

山藥酒

材料：山藥 100 克，白酒 500 毫升。

用法：將山藥擇淨，研細，放入容器
中，倒入白酒，浸泡，封口，7
天後飲服即可。每日 3 次，每
次 30 毫升飲服。

功效：益精髓，壯脾胃。適用於脾虛
便溏、肺虛喘咳、腎虛遺精、
帶下、尿頻、虛熱消渴。大便
燥結者及腸胃積滯者忌用。

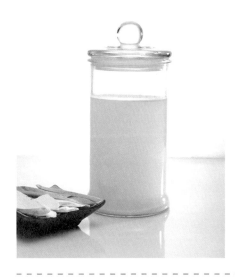

韭菜炒雞蛋

材料：韭菜 300 克，雞蛋 4 個，鹽適量。

用法：韭菜洗淨切段，雞蛋打散。炒鍋
注油燒熱，放入韭菜段翻炒片刻，
倒入雞蛋液炒勻，撒鹽炒熟，盛
出食用即可。

功效：強腎壯陽，適用於遺精患者。

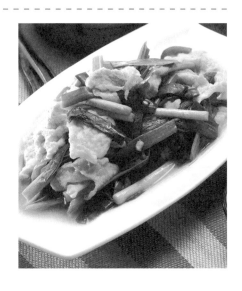

少精症

多吃富含鋅、硒的食物，多運動

症狀表現 少精症指精液中精子數目低於正常具有生育能力男性的一種病症，國際衛生組織規定男性精子每毫升不低於 2 千萬，低於 2 千萬就為少精症，生育方面會有很大影響。精子活力差、存活率低、少精是男性不育的首要指標。

症狀原因 少精症的原因有先天性的生殖器官問題，如先天性睾丸發育不全；也有後天性的全身性疾病所引起的，如慢性放射病；也有不良的生活習慣和生活環境所引起的，如吸煙及飲酒。有的不育男性對煙酒中的尼古丁和醇類物質頗為敏感，尤其是睾丸中的生精細胞易受這些毒性物質影響，引起精子活力下降、存活率低、數量減少。

🍲 專家飲食指導

食物中多攝入鋅、硒含量高的可促進精子活力食品。養成科學健康合理的飲食習慣，少糖、少脂肪，避免食用含防腐劑及著色劑的食物，少吃速食。

📄 專家生活指導

多運動，盡量不抽煙、少喝酒。晚上 11 時前睡覺。盡量吃未加工純天然食品。瞭解性知識，適度的性生活對男性身心都有好處。

✔ 對症明星食材推薦

食材名稱	使用注意	功效	適用對象
鹿鞭 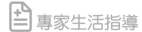	服用期間要保持良好作息，避免熬夜；少吃辛辣或刺激性食物；參加戶外運動，放鬆心情；不要給自己太大壓力，學會合理減壓。	補腎精與壯腎陽、益精跟強腰膝等，輔治腎虛勞損與腰膝酸痛、耳聾耳鳴與陽痿、遺精和早洩症。	需補腎男士；體質虛弱、容易疲勞、腰酸背痛的男士；不育者。

▶簡單好用法
泡酒比較麻煩的話，可以直接用鹿鞭煮湯飲用。

▶材料替換
可以將鹿鞭替換成淫羊藿來泡藥酒飲用，同樣可起到補腎壯陽的作用。

其他對症食材推薦

山藥	豬骨	苦瓜	甲魚	銀耳
具補腎澀精、補脾養胃、生津益肺等,適脾虛食少與久瀉不止和肺虛喘咳、腎虛遺精、尿頻、虛熱消渴等症。	有壯腰膝、益力氣、補虛弱、強筋骨等,對少精症有一定作用。	具清熱消暑、補腎健脾、滋肝明目、養血益氣等。	有滋陰補腎、清熱消瘀、健脾健胃與壯陽等,適虛勞盜汗、陰虛陽亢、腰酸腿疼、久病泄瀉等。	具強精、補腎、潤腸、益胃、補氣、和血、強心、壯身、補腦、提神、美容、嫩膚、延年益壽等。

✎ 對症實用偏方

苦瓜黃豆豬骨湯

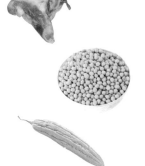

材料:苦瓜、豬骨各 200 克, 黃豆 100 克,鹽、雞精各適量。

用法:將苦瓜剖開、去籽、洗淨,切圓筒形,再對半切開;豬骨、黃豆均洗淨,與苦瓜一起放入清水鍋中,小火煲 2～3 小時,再加鹽、雞精調味即可。

功效:此湯適合精子活動能力差的人食用

鹿鞭酒

材料:鹿鞭 1 條,白酒 1000 毫升。

用法:將鹿鞭洗淨,以溫水浸潤,去內膜、切成細片,裝入壇內,注入白酒,密封浸泡 1 個月。每日 2 次,每次 5 ～ 10 克。

功效:壯身健體、補腎壯陽,適用於腎陽不足、精血虧虛型少精症患者。

腎虛

多吃補腎食物，加強體育鍛煉

 症狀表現 腎虛指腎臟精氣陰陽不足。腎虛的種類有很多，其中最常見的是腎陰虛、腎陽虛。腎陽虛的症狀為腰酸、四肢發冷、畏寒，甚至還有水腫，為「寒」的症狀，性功能不良也會導致腎陽虛；腎陰虛的症狀為「熱」，主要有腰酸、燥熱、盜汗、虛汗、頭暈、耳鳴等。

 症狀原因 腎虛的病因是多方面的，許多因素都可以導致腎虛，具體來說主要有先天不足、情志失調、房勞過度、久病傷腎、年老體衰等。

專家飲食指導

要多吃含鐵、蛋白質的食物，平日護腎要多吃韭菜、海參、人參、烏雞、家鴿等。過度苦寒、冰涼的食物易傷腎，應該多食黑色素含量高和溫補性食物，如黑米、黑豆等。

專家生活指導

應清心寡欲，戒除手淫；注意勞逸結合，節制性欲。忌用大補之藥進補。適當地進行運動，散步、慢跑或在鵝卵石上赤足適當行走，都對腎虛有輔助治療作用。

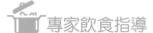 **對症明星食材推薦**

食材名稱	使用注意	功效	適用對象
豬腰	血脂偏高者忌食。	豬腰具有理腎氣、通膀胱、消積滯、止消渴的功效，輔治腎虛所致的腰酸痛、腎虛遺精、耳聾、水腫、小便不利等症。	適宜腎虛之人腰酸腰痛、遺精、盜汗者食用；適宜老年人腎虛耳聾、耳鳴者食用。

▶簡單好用法
如果覺得煲湯麻煩，可以將豬腰爆炒後食用，效果也很好。

▶材料替換
豬腰可以換成羊腎等，補虛效果也很顯著。

其他對症食材推薦

杜仲	枸杞	海參	補骨脂	核桃
補肝腎與強筋骨和安胎等，輔治腰脊酸疼跟足膝痿弱、小便余瀝和陰下濕癢、胎漏欲墮、胎動不安等症。	養肝與滋腎和潤肺、補虛益精跟清熱明目等。	補腎益精與養血潤燥，可輔治腎陽虛。	補腎壯陽、固精縮尿、暖脾止瀉、納氣平喘的作用。	有補腎、溫肺、潤腸，用於腰膝酸軟與陽痿遺精和虛寒喘嗽、大便祕結等。

✎ 對症實用偏方

牡蠣杜仲酒

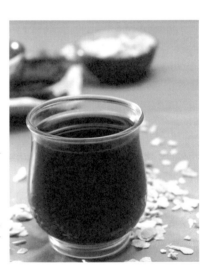

材料：牡蠣、杜仲各 15 克，黃酒 300 毫升。

用法：將牡蠣、杜仲均擇淨，研細，放入容器中，加入黃酒，浸泡後飲服即可。每日 1 ～ 2 次，每次 30 ～ 50 毫升。

功效：補腎壯骨，適用於腎虛腰痛、筋骨無力及盜汗者。不宜多服久服，以免引起便祕和消化不良。陰虛火旺者慎服。

壯腰補腎湯

材料：杜仲、枸杞各 15 克，玉竹 24 克，桂圓 10 顆，豬腰 1 個，鹽適量。

用法：將豬腰切塊洗淨，與杜仲、枸杞、玉竹、桂圓一起放入鍋中，大火煮沸後改小火煲約 2 小時，撒鹽調味即可。

功效：可壯腰補腎、益血養陰，適用於腎虛所致的腰膝酸軟。

補骨脂酒

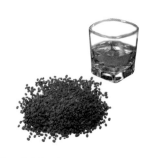

材料：補骨脂、黃酒各適量。

用法：將補骨脂研為細末，用黃酒調勻即可。每次6克，每日 1～2 次。

功效：溫腎壯陽，適用於腎虛所致的腰痛偏寒者。

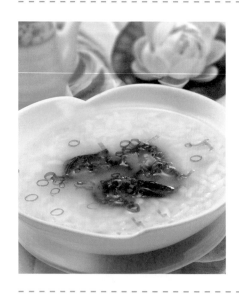

海參粥

材料：水發海參 50 克，白米 100 克，蔥、薑、鹽各少許。

用法：海參切碎，白米淘洗淨，一起煮成粥，加少許蔥、薑、鹽等調味即可。

功效：補腎益精、滋陰補血，適用於腎虛陰虧者。

核桃粥

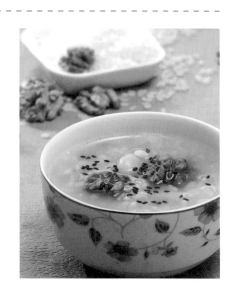

材料：白米 150 克，核桃仁 25 克，百合、黑芝麻各適量。

用法：白米淘洗乾淨；核桃仁、百合、黑芝麻均洗淨。鍋內注水，放入白米、核桃仁、百合、黑芝麻，大火煮開，轉小火熬煮成粥即可。每日 2 次，早晚服用。

功效：適宜記憶力減退兼有腎虛腰疼、低熱者食用。

慢性前列腺炎

忌食辛辣、肥甘厚味，鍛煉身體，增強體質

症狀表現

慢性前列腺炎包括慢性細菌性前列腺炎和非細菌性前列腺炎。慢性細菌性前列腺炎有反復發作的下尿路感染症狀，如尿頻、尿急、尿痛、排尿燒灼感、排尿困難、尿滯留，後尿道、肛門、會陰區墜脹不適。慢性非細菌性前列腺炎主要表現為骨盆區域疼痛，可見於會陰、陰莖、肛周、尿道、恥骨或腰部等部位。

症狀原因

引起慢性前列腺炎的原因有病原體感染、排尿功能障礙、精神心理因素等。研究表明，經久不癒的前列腺炎患者中一半以上存在明顯的精神心理因素和人格特徵改變。

🍲 專家飲食指導

飲食宜清淡，忌食辛辣、肥甘厚味，禁酒。濕熱淤阻或虛實夾雜以邪實為主者，忌食參茸、燉品、壯陽食物、「老火靚湯」、燒鵝、油炸食品、蝦蟹等溫補壯陽或濕熱之品。

📑 專家生活指導

患者應進行自我心理疏導，保持開朗樂觀生活態度，避免長時間騎自行車、駕車、騎馬或久坐；避免憋尿；注意保暖；重視性生活衛生。參加體育鍛煉，增強體質。

✔ 對症明星食材推薦

食材名稱	使用注意	功效	適用對象
葡萄	糖尿病患者不宜多吃；脾胃虛寒者不宜多食，多食則令人泄瀉。	有補益氣血、通利小便的作用，可用於脾虛氣弱、氣短乏力、水腫、小便不利等病症的輔助治療。	腎炎、高血壓、水腫患者，過度疲勞、未老先衰者，肺虛咳嗽、盜汗者，風濕性關節炎、四肢筋骨疼痛者。

▶簡單好用法
可將葡萄去皮，放入榨汁機中榨成汁，直接飲用即可。

▶材料替換
可以用荸薺代替葡萄，搗爛後加溫開水拌勻飲用。

南瓜子	甘蔗	胡蘿蔔
具有驅蟲、輔治男性前列腺疾病的功效。可用於前列腺肥大、前列腺炎的預防和輔助治療。	具有滋養潤燥、清熱潤肺、生津止渴、潤喉去燥的功效。生飲甘蔗汁能清熱、助消化。	可健脾消食、補肝明目、清熱解毒、透疹、降氣止咳。用於夜盲症、便祕、腸胃不適等。

✎ 對症實用偏方

五香南瓜子

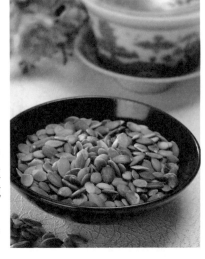

材料：南瓜子 1000 克，五香粉 4 勺，八角、鹽各適量。

用法：將南瓜子洗淨，瀝乾，鍋內添入適量水，放入南瓜子、五香粉、八角、鹽，用大火燒開後繼續煮 30 分鐘，撈出，瀝乾水分，放入平底鍋內用小火烘乾即成。

功效：具有驅蟲、輔治男性前列腺疾病的功效。

葡萄汁

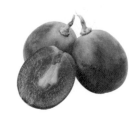

材料：鮮葡萄 250 克

用法：將鮮葡萄去皮籽後搗爛，加溫開水攪勻服用即可。

功效：對慢性前列腺炎有食療作用

第八章
家有寶寶
兒童常見疾病

孩子是上天賜給父母的禮物，是家庭快樂的泉源，孩子的健康快樂與否，牽動著父母的心。由於孩子各器官發育未成熟，抵抗疾病的能力較低，很容易出現各種疾病，如感冒、發燒、咳嗽、腹瀉等。所以當發生疾病時，父母要保持鎮定不要慌張，可以試試下面精選的兒童常見疾病偏方，相信一定會有所幫助。

- 小兒感冒
- 小兒夜啼
- 小兒嘔吐
- 小兒發燒
- 小兒遺尿
- 小兒咳嗽
- 小兒氣管炎
- 小兒厭食

小兒感冒

飲食宜清淡少油膩，加強戶外鍛煉

症狀表現

小兒感冒以病毒為主，或是支原體和細菌感染。主要表現為流清涕、打噴嚏、鼻塞、咳嗽等，有些寶寶因鼻子不通氣而張嘴呼吸，或陣陣煩躁、哭鬧，還常伴有發燒，體溫可高達 39 ～ 40℃。

症狀原因

小兒感冒一般由營養不良、缺乏鍛煉、過度疲勞、過敏體質、原發免疫缺陷疾病或後天獲得性免疫功能低下，或居住擁擠、大氣污染、被動吸煙、間接吸入煙霧等均可以降低呼吸道局部屏障防禦能力，進而引發上呼吸道感染。

專家飲食指導

選擇容易消化的流質飲食。飲食宜清淡少油膩，既滿足營養的需要，又能增進食欲。保證水分的供給，可多喝酸性果汁促進胃液分泌。多食含維生素 C、維生素 E 的食物及紅色食物。

專家生活指導

要經常進行體育鍛煉，防止上呼吸道感染。避免發病誘因，如穿衣過多或過少，室溫過高或過低，天氣驟變，環境污染和被動吸煙。注意休息，多飲水。室溫恒定，保持一定濕度。

✔ 對症明星食材推薦

食材名稱	使用注意	功效	適用對象
白蘿蔔	白蘿蔔不適合脾胃虛弱者食用，如大便稀者應少吃；在服用參類滋補藥時忌食本品，以免影響療效。	白蘿蔔具有下氣消食、除痰潤肺、解毒生津、利尿通便的功效，可輔治肺熱、便祕、食滯、消化不良、痰多、大小便不通暢等症。	癌症與高血壓、夜盲症跟乾眼症、營養不良、食欲不振與皮膚粗糙者。

▶簡單好用法
可以將白蘿蔔直接榨汁飲用。

▶材料替換
將白蘿蔔換成青蘿蔔也可起到很好的效果。

其他對症食材推薦

雞蛋	蔥	薑
健腦益智、保護肝臟、增強身體代謝功能和免疫功能。	有發汗解表、散寒通陽、解毒散凝的功效。輔治風寒感冒輕症與寒凝腹痛和小便不利等病。	具有祛風、解表、和胃、溫經止痛的功效，有解熱、抗菌、消炎的作用。

🖊 對症實用偏方

薑蔥粥

材料：白米 50 克，蔥白 2 段，生薑 1 塊，米醋 10 克。

用法：先將白米洗淨，放入水中浸泡 1 小時；生薑洗淨切片，與白米煮至半熟，放入蔥白，待粥快熟時，加米醋稍煮即可。

功效：發汗解毒，適用於小兒風寒感冒等。

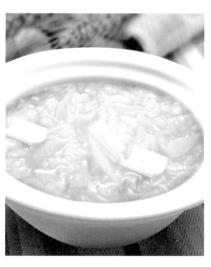

白蘿蔔湯

材料：白蘿蔔 150 克

用法：將白蘿蔔洗淨，切薄片，放鍋中，加適量水，煮 10 分鐘，撈出蘿蔔片，盛出湯水，待涼後，給寶寶飲用即可。

功效：對風熱感冒引起的咳嗽、痰多、消化不良等症有良好的輔助治療作用。

小兒發燒

飲食宜清淡、易消化，按需增減衣物

 症狀表現
發燒是寶寶常見病症，如果寶寶肛溫超過 37.5℃，口溫超過 37.3℃，腋溫超過 37.2℃，即為發燒。寶寶發燒時，消化液的分泌減少，胃腸蠕動減慢，消化功能明顯減弱。

 症狀原因
寶寶發燒一般都是由疾病引起的，如呼吸道和消化道感染、腦膜炎、泌尿道感染等，急性傳染病早期或各系統傳染性疾病也可引起急性高熱。

專家飲食指導

寶寶發燒時的飲食一般以流質、半流質為主。常用的流質有牛奶、米湯、綠豆湯（夏天較佳）、少油的葷湯和各種鮮果汁等。
寶寶體溫下降、食欲好轉時，可改半流質飲食，如濃米湯、藕粉、粥、蛋羹、麵片湯等。以清淡、易消化為原則，少食多餐。

專家生活指導

保持室內溫度適中，通風良好；衣被不可過厚，小嬰兒則忌用衣被包裹，以免影響機體散熱；為避免汗腺堵塞，可用溫熱水擦浴，並及時更換被汗液浸濕的衣被。謹防環境因素造成寶寶發熱，根據季節變換為寶寶增減衣物。

對症明星食材推薦

食材名稱	使用注意	功效	適用對象
黃瓜	黃瓜性涼，脾胃虛寒、久病體虛者宜少食，否則易致腹痛吐瀉，黃瓜不宜加鹼或高熱煮食。	具清熱利水、解毒消腫、生津止渴的功效，可輔治身熱煩渴、咽喉腫痛、風熱眼疾、濕熱黃疸、小便不利等。	適宜糖尿病、熱病、肥胖、高血壓、高脂血症、水腫、癌症、嗜酒者多食。

▶簡單好用法
可將黃瓜和豆腐煮湯食用。

▶材料替換
可用木耳代替豆腐，木耳中的植物膠質具有較強吸附力，可將殘留在人體消化系統中的某些雜質集中吸附，並排出體外，從而加強食療效果。

✔ 其他對症食材推薦

豆腐	荷葉	大蒜	生薑
能補脾益胃、清熱潤燥、利小便、解熱毒，可用以補虛。	具有清香升散、消暑利濕、散瘀止血的功效，可輔治暑熱煩渴、頭痛眩暈、水腫、食少腹脹等。	具有溫中消食、行滯氣、暖脾胃、消積解毒的功效，可用於飲食積滯、脘腹冷痛等症。	具有解表散寒、溫中止嘔、化痰止咳的功效，可用於風寒感冒、胃寒嘔吐、寒痰咳嗽等症。

✎ 對症實用偏方

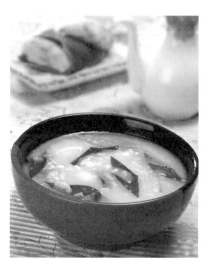

荷葉粥

材料：新鮮荷葉 1 張，白米 100 克，冰糖適量。

用法：將白米淘洗淨，荷葉洗淨撕兩半；鍋內放入白米，加適量水煮成粥，待粥快熟時，將一半荷葉浸在粥中，另一半荷葉覆在粥上，燜 15 分鐘左右，揭去荷葉再煮片刻，加冰糖調味即可。

功效：輔助治療小兒風熱感冒

黃瓜豆腐湯

材料：豆腐 500 克，黃瓜 250 克。

用法：將黃瓜洗淨切片，豆腐切片，黃瓜、豆腐加水煮湯。每次 1 大杯，每日用 2 次。

功效：該湯具有清熱、生津、潤燥的功能，可用於輔助治療小兒夏季發熱不退、口渴飲水多、尿多等。

小兒氣管炎

飲食宜清淡，加強個人衛生，預防感冒

 症狀表現 小兒氣管炎分為急性支氣管炎和慢性支氣管炎，急性支氣管炎在嬰幼兒時期發病較多，並為麻疹、百日咳、傷寒及其他急性傳染病的一種臨床表現。小兒慢性支氣管炎除反復咳嗽、咳痰不愈外，幾乎都伴有流涕、鼻塞、夜間張口呼吸症狀。

 症狀原因 小兒身體抵抗力差，易受病毒的侵襲，故常使呼吸道受損而繼發細菌感染，反復發作並加重發展為氣管炎。還可能是長期吸入刺激性的煙霧、被動吸煙、粉塵損害了呼吸道黏膜防禦功能而引起炎症。或是對塵埃、細菌、花粉及化學氣體等過敏，形成病變。

🍲 專家飲食指導

飲食宜清淡，多食新鮮蔬菜、黃豆及豆製品，還要多選用具有健脾、益肺、補腎、理氣、化痰的食物，有助於增強體質，改善症狀。忌食海腥、油膩食物，不吃刺激性食物。

📋 專家生活指導

小兒患者應遠離煙塵、刺激性氣體等不良環境，避免接觸變應原，注意氣候變化，以減少發作。增加戶外活動和鍛煉以增強體質，消除相關病因，如鼻竇炎、增殖體炎等。

✔ 對症明星食材推薦

食材名稱	使用注意	功效	適用對象
百合	風寒咳嗽、虛寒出血、脾胃不佳者忌食。應適量食用，否則會導致肺腎的損害。	百合甘涼清潤，主入肺心，長於清肺潤燥止咳、清心安神定驚，為肺燥咳嗽、虛煩不安所常用。	咳嗽多痰、咳中帶血跟久咳不癒的人很適合。

▶簡單好用法
可以直接用糯米、百合煮粥食用。

▶材料替換
上述用法中，可以用雪梨來代替百合。

✔ 其他對症食材推薦

杏仁	豆腐	生薑	山藥	糯米
具有潤肺、消積食、散滯的功效。甜杏仁偏于滋潤補肺，苦杏仁能止咳平喘、潤腸通便。	能補脾益胃、清熱潤燥、利小便、解熱毒。	有袪風、解表、和胃、溫經止痛，可解熱、抗菌、消炎、鎮靜、止吐、抗過敏等，適用於風寒型氣管炎。	具健脾補肺、益胃補腎、固腎益精，可用於脾胃虛弱、久泄久痢、肺氣虛燥、腎氣虧耗等病症。	補虛、補血、健脾暖胃、收澀等作用，適用於脾胃虛寒所致的反胃、食欲減少、泄瀉等症。

✎ 對症實用偏方

百合粥

材料：鮮百合 20 克，糯米 50 克，冰糖適量。
用法：將鮮百合、糯米加水煮成粥，用冰糖調服。
功效：健脾補肺，止咳定喘。

杏仁粟米山藥泥

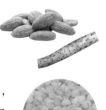

材料：杏仁 500 克，粟米 250 克，山藥 200 克，香油適量。
用法：將山藥煮熟，去皮碾成泥；粟米炒熟研粉；杏仁去皮尖，
　　　炒熟研粉。每天早上用開水沖泡粟米杏仁粉 10 克，放入
　　　山藥泥適量，調入香油後服用。
功效：益氣補虛、溫中潤肺，用於小兒久咳不癒或反復發作等。

小兒夜啼

產婦飲食清淡，給寶寶養成良好睡眠習慣

 症狀表現　夜啼是嬰兒時期常見的一種睡眠障礙，嬰兒白天能安靜入睡，入夜則啼哭不安，時哭時止，或每夜定時啼哭，甚則通宵達旦，多見於新生兒及 6 個月內的小嬰兒。

 症狀原因　哭鬧是小兒一種本能的反應，像饑餓、口渴、衣著過冷或過熱、尿布潮濕、臀部或腋下皮膚糜爛、濕疹作癢、蟲咬等原因，或養成愛抱的習慣，均可引起患兒哭鬧。或者是由於脾胃虛寒、心熱受驚、驚駭恐懼、乳食積滯等引起。

專家飲食指導

飲食應以乳類、粥食為主。女性懷孕期及哺乳期少食辛辣厚味或寒涼食物，多食新鮮蔬菜、水果。飲食宜清淡、易消化又富含營養。對於脾寒夜啼者，要注意腹部保暖。

專家生活指導

注意防寒保暖，也勿衣被過暖。孕婦及乳母勿受驚嚇。最好不要將嬰兒抱在懷中睡眠，不通宵開啟燈具。注意保持周圍環境安靜祥和，檢查衣服、被褥有無異物刺傷皮膚等。

✔ 對症明星食材推薦

食材名稱	使用注意	功效	適用對象
蓮子心	平素大便乾結難解，或腹部脹滿者不要食用。	具有清心、去熱、止血、澀精、治心煩、瀉心火等功效。	有體質虛弱、心慌與失眠多夢、遺精者食用。

▶ **簡單好用法**
可以將生甘草切小段或碎末，與蓮子心一起用開水沖泡。

▶ **材料替換**
將蓮子心換蓮子，與洗淨的百合一起放入鍋中，加適量水煮成糊，加白糖拌食，每日 1～2 次。

✔其他對症食材推薦

山藥	茯苓	黃連	生地	麥冬
有健脾補肺、益胃補腎、固腎益精功效，輔治脾胃虛弱、久泄久痢、肺氣虛燥、腎氣虧耗等病。	滲濕利水、健脾和胃、寧心安神功效，輔治小便不利、水腫脹滿等。	瀉火解毒、清熱燥濕功效，輔治高熱煩躁、泄瀉痢疾、口瘡等。	清熱涼血、養陰、生津功效，用於熱病、舌絳煩渴、陰虛內熱、發斑發疹等。	養陰生津、潤肺清心功效，用於肺燥乾咳、心煩失眠、內熱消渴等。

✎ 對症實用偏方

蓮子心甘草飲

材料：蓮子心 2 克，生甘草 3 克。
用法：將蓮子心與生甘草用開水沖泡，一日數次飲用即可。
功效：適用於心火積盛所致的小兒夜啼

- -

山藥茯苓湯

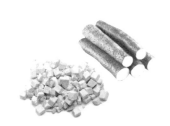

材料：山藥、茯苓各 10 克，白糖適量。
用法：將山藥、茯苓一起放入鍋中，加適量水煎湯，
　　　加白糖調服，連服半月即可。
功效：適用於小兒脾虛飲食不消、便溏伴有夜啼者。

小兒遺尿

養成良好作息習慣，少吃利尿食物

 症狀表現
即指小兒不自覺地排尿，俗稱尿床，常見於三歲以上的小兒。一般説來，寶寶在一歲或一歲半時，就能在夜間控制排尿了，尿床現象已大大減少。有些孩子到兩歲甚至兩歲半後，還只能在白天控制排尿，晚上仍常尿床，這依然是一種正常現象。如果三歲以上還在尿床，次數達到一個月兩次以上，就不正常了。

 症狀原因
遺尿通常在家族中顯性遺傳，絕大多數孩子尿床與精神因素、衛生習慣、環境因素等有關。或因腎氣不足、膀胱寒冷、病後體質虛弱、突然換新環境等原因所致。

專家飲食指導

少吃薏仁、紅豆、冬瓜、西瓜、鯉魚等利尿食物，少吃辛辣刺激性食物，少吃巧克力、柑橘，多鹽、多糖和生冷食物，白天限制飲水量。多食用能溫補腎陽固澀的食物，多食清補類食物，晚飯宜吃乾飯類。

專家生活指導

要養成良好的作息和衛生習慣，避免過勞，掌握尿床時間和規律，夜間用鬧鐘喚醒患兒起床排尿 1～2 次。白天避免過度興奮或劇烈運動。要讓孩子樹立信心，多勸慰鼓勵，少斥責、懲罰，減輕他們的心理負擔。

對症明星食材推薦

食材名稱	使用注意	功效	適用對象
核桃	含較多脂肪，所以一次吃得太多，會影響消化。上火、腹瀉的人不宜吃，食用核桃時忌飲濃茶。	核桃有補血養氣、補腎填精、止咳平喘、潤燥通便等功效，適用於腎虛腰痛、遺精、健忘、耳鳴、尿頻等症。	一般人均可，對寶寶和孕婦的效果最好。

▶**簡單好用法**
將核桃仁炒熟，研磨成粉，加蜂蜜沖服。

▶**材料替換**
上述用法中，可用冰糖代替蜂蜜。

其他對症食材推薦

雞蛋	白胡椒	韭菜子	大棗
祛熱、鎮心安神、安胎止癢、止痢、健腦益智、保護肝臟、預防癌症等功效，對小兒遺尿有很好的作用。	胡椒性溫熱，善於溫中散寒，對胃寒所致的胃腹冷痛、腸鳴腹瀉都有很好的緩解作用。	補益肝腎、壯陽固精的功效，可用於腎虛陽痿、腰膝酸軟、遺精、尿頻、尿濁、帶下清稀等症。	具有補虛益氣、養血安神、健脾和胃、潤心肺、治虛損等作用。

對症實用偏方

核桃碎拌蜂蜜

材料：核桃仁 100 克，蜂蜜 40 克。

用法：將核桃仁在油鍋中用小火炒焦，待冷卻後搗碎；在核桃碎中調入蜂蜜，用溫開水送服即可。

功效：此方可以改善小兒久咳引起的遺尿、氣喘。

雞蛋白胡椒

材料：雞蛋 1 個，白胡椒 7 粒。

用法：將雞蛋一端敲破一小孔，放入白胡椒，然後用紙糊堵小孔，蒸熟即可，每日吃 1 個雞蛋。

功效：可以暖腸胃、除寒濕，輔治小兒遺尿。

小兒厭食

養成良好的飲食習慣，增加患兒活動量

症狀表現　小兒厭食症指長期的食欲減退或消失、以食量減少為主要症狀，是一種慢性消化功能紊亂綜合症，1～6歲小兒多見。嚴重者可導致營養不良、貧血、佝僂病及免疫力低下，出現反復呼吸道感染，對兒童生長發育、營養狀態和智力發育有不同程度的影響。

症狀原因　如消化性潰瘍、急慢性肝炎、急慢性腸炎、長期便祕等都可引起厭食。微量元素鋅缺乏常表現有厭食，甲狀腺功能低下、腎上腺皮質激素相對不足也可表現為厭食。餵養不當、睡眠不足、運動量不足等都可能引起厭食。

🍲 專家飲食指導

培養良好飲食習慣，吃飯以「吃飽而不過飽」為原則，定時進食，每日三餐，中間加兩次點心和水果較適宜。少吃油炸、肥厚和生冷食物，以免增加胃腸負擔，影響食欲。

📑 專家生活指導

適當增加孩子活動量，以使胃腸蠕動加快，增強胃腸道消化和吸收功能。用膳要有固定地方，適合孩子餐具、桌椅，不要在吃飯時訓斥孩子，營造一個愉悅的就餐環境。

✔ 對症明星食材推薦

食材名稱	使用注意	功效	適用對象
蘋果 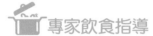	平時有胃寒症狀者忌生食。不要空腹吃蘋果，蘋果所含的果酸和胃酸混合後會增加胃的負擔。不要在飯後馬上吃水果，以免影響正常的進食及消化。	生津止渴、健胃消食、清熱除煩功效，可調節腸道菌群、滋潤皮膚。	一般人都可，適宜嬰幼兒和中老年人食用。適宜慢性胃炎、消化不良、氣滯不通患者。

▶簡單好用法
可以將蘋果直接榨成汁飲用。

▶材料替換
將蘋果換成山楂，蒸熟加糖食用。

✔其他對症食材推薦

山楂	白蘿蔔	大棗	陳皮
有開胃消食、化滯消積、活血散瘀、化痰行氣的功效，可用於肉食滯積、症瘕積聚、腹脹痞滿、瘀阻腹痛、痰飲等症。	下氣消食、除痰潤肺、解毒生津、和中止咳的功效，可輔治氣脹食滯、飯食不消化、痰多、口乾舌渴等症。	具補虛益氣、養血安神、健脾和胃與安中養脾、平胃氣和潤心肺、止咳能補五臟跟治虛損及除腸胃癖氣功效。	理氣調中與燥濕化痰等功效，可以用於輔治脾胃氣滯與脘腹脹滿及嘔吐等。

📝 對症實用偏方

橘子山楂粥

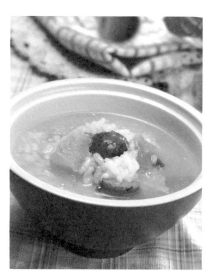

材料：山楂 30 克，白米 50 克，橘子 1 個，
　　　白糖 10 克。

用法：橘子取果肉，切小三角塊；山楂一切
　　　為二，去核；白米洗淨，浸泡 1 小時；
　　　鍋內添水，放白米、橘子塊、山楂塊，
　　　旺火燒開後轉小火熬成粥，加入白糖
　　　調勻即可。7 ~ 10 日為一個療程。

功效：健脾開胃，適用於小兒厭食症。

燉蘋果

材料：蘋果 1 個

用法：將蘋果洗淨、去皮、切薄片，放入蒸鍋中隔火蒸熟，取出
　　　用湯匙壓成泥，食用即可。

功效：開胃消食，可改善小兒厭食症。

小兒嘔吐

飲食要定時、定量，忌食煎炸、肥膩食品

症狀表現

小兒嘔吐是指小兒胃或部分小腸內容物被強制性地經口排出，常伴有噁心並有強力的腹肌收縮。由於小兒胃腸功能尚未健全，嘔吐是常見症狀。方式呈溢出樣如奶汁從小兒口角少量流出；或自口內反流湧出；或從口腔大量吐出；或自口腔和鼻孔同時噴出。

症狀原因

吃得太多、消化不良、胃中有太多空氣、吃了腐壞的食物、感冒、喉嚨或軟齶受到刺激等都會出現嘔吐症狀。脾肺氣虛、突然換新環境、天氣變冷等原因也可導致嘔吐。

🍲 專家飲食指導

飲食宜定時定量，避免暴飲暴食，不要過食煎炸、肥膩食品及冷飲。嘔吐較輕者可進食易消化的流食或半流食，少量多次給予；嘔吐重者暫予禁食。

📋 專家生活指導

嬰兒在哺乳時不宜過急，哺乳後抱正小兒身體，輕拍背部至打嗝。讓患兒側臥，以防將嘔吐物吸入。如連續嘔吐不止，要去醫院就醫，檢查是否是病理原因引起的嘔吐。

✔ 對症明星食材推薦

食材名稱	使用注意	功效	適用對象
佛手	陰虛有火與無氣滯症狀者慎服。	佛手有理氣化痰、止咳消脹、疏肝、健脾、和胃等多種藥用功能。可輔治胃病、嘔吐、噎嗝、高血壓、氣管炎、哮喘等病症。	所有人群，老少皆宜。

▶簡單好用法
可用馬鈴薯、佛手、生薑一起榨汁，混合橘汁，燙溫後服用。

▶材料替換
上述用法中，可以用鮮橘子代替橘汁，與其他材料一起榨汁。

其他對症食材推薦

馬鈴薯	生薑	陳皮	白米
具有和胃調中、健脾利濕、解毒消炎、寬腸通便、降糖降脂、活血消腫、益氣強身等功效。	有祛風、解表、和胃、溫經止痛的功效，有顯著的抗菌消炎、鎮靜止吐、抗過敏等。	可理氣調中、燥濕化痰，與白米搭配，可順氣健脾、化痰止咳。	能益脾胃、除煩渴，用於嘔吐、瀉痢或熱病所致的脾胃陰傷、胃氣不足、口乾口渴等。

✎ **對症實用偏方**

馬鈴薯佛手橘汁

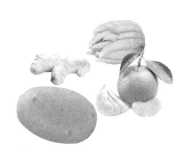

材料：馬鈴薯 100 克，佛手 20 克，生薑 10 克，鮮橘汁 30 毫升。

用法：將馬鈴薯、生薑、佛手榨汁，倒入鮮橘汁調勻，燙溫服用即可。

功效：本方適用於肝氣犯胃之嘔吐

生薑糖醋飲

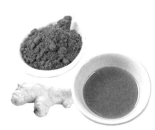

材料：生薑、醋、紅糖各適量。

用法：將生薑洗淨切片，用醋浸醃 24 小時，同時取 3 片薑，加紅糖適量，以沸水沖泡片刻，待茶飲。

功效：可治療小兒胃寒嘔吐

小兒咳嗽

保證充足睡眠，忌食生冷刺激、油膩食品

症狀表現 常見的上呼吸道感染引發的咳嗽多為一聲聲刺激性咳嗽，無痰，不分白天黑夜，不伴隨氣喘或急促呼吸。寶寶嗜睡，流鼻涕，有時可伴隨發熱，體溫不超過 38℃；精神差，食欲不振，出汗退熱後症狀消失，咳嗽仍持續 3 ～ 5 日。小兒百日咳是由百日咳桿菌引起的急性呼吸道傳染病，表現為陣發性痙攣性咳嗽、雞鳴樣吸氣吼聲。

症狀原因 小兒咳嗽的原因是多樣的，主要有上呼吸道感染引發的咳嗽、支氣管炎引發的咳嗽、咽喉炎引起的咳嗽、過敏性咳嗽、吸入異物引發的嗆咳等。

 專家飲食指導

咳嗽時不宜吃冷飲，忌肥甘厚味食物，忌魚腥蝦蟹，忌甜酸食物，忌吃花生、瓜子、巧克力，忌食用補品等。

 專家生活指導

平時要鍛煉身體， 提高禦「邪」能力，避免外感。對孩子要加強生活調理，保證睡眠，居室環境要安靜，空氣要清新。盡量不帶孩子到公共場所，少與咳嗽患者接觸。

✔ 對症明星食材推薦

食材名稱	使用注意	功效	適用對象
冰糖	用處廣泛，搭配藥材食用，可以與茶、各類食物同食，但糖尿病患者禁食。	有補中益氣、和胃潤肺、養陰生津、潤肺止咳，對肺燥咳嗽、乾咳無痰、咳痰帶血都有很好的輔助治療作用。可用於肺燥、肺虛、風寒勞累所致的咳喘、口瘡等症。	一般人皆可食用。

▶簡單好用法
將蒜切碎後浸泡 10 小時，濾取清液，加冰糖飲用。

▶材料替換
上述用法中，冰糖可以用白糖或蜂蜜來替換。

其他對症食材推薦

大蒜	藕	梨	玉米鬚
溫中消食、暖脾胃，對治療寒性咳嗽、腎虛咳嗽等效果非常好。	具有益胃健脾、養血補益、止瀉的功效，可用於肺熱咳嗽、煩躁口渴、脾虛泄瀉、食欲不振及各種血證。	具有生津、潤燥、清熱、化痰等功效，適用於熱病傷津煩渴、消渴症、熱咳、痰熱驚狂、消化不良等症。	有利尿、降壓、利膽、止血、降糖等功效，可用於水腫、高血壓、慢性膽囊炎及糖尿病的食療。

對症實用偏方

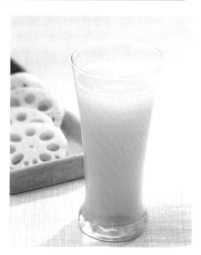

鮮藕蜜汁

材料：鮮藕 250 克，蜂蜜 50 克。

用法：將鮮藕洗淨，搗爛榨成汁，加蜂蜜調勻，分 5 次服用，連用數日即可。

功效：可以清熱潤燥、涼血、止咳祛痰，輔治小兒肺熱咳嗽、咽乾咽痛、血熱鼻衄。

大蒜冰糖汁

材料：大蒜 2～3 瓣，冰糖適量。

用法：大蒜去皮洗淨，拍碎，放碗中，加入半碗水，放冰糖，加蓋，放入鍋中隔水蒸；大火燒開後，用小火蒸 15 分鐘左右。一次小半碗，每天 2～3 次餵給寶寶喝即可。

功效：大蒜加上冰糖燉煮，具化痰止咳的作用。

栗子玉米鬚糖水

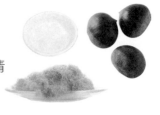

材料：生栗子 50 克，玉米鬚 10 克，冰糖 50 克。

用法：將生栗子、玉米鬚、冰糖放入鍋中，加一碗清水，煮成半碗，一次服用。

功效：輔治小兒久咳、連續咳嗽不止。

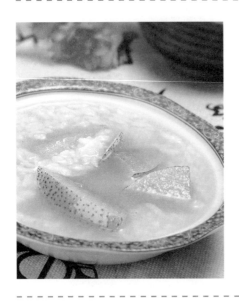

百合梨粥

材料：鴨梨 3 個，鮮百合、糯米各 50 克，冰糖 10 克。

用法：將百合洗淨；鴨梨洗淨去皮，切成小塊；糯米淘洗乾淨，放入鍋中，加水、百合一起熬成粥；放入梨塊燉煮一會兒，加入冰糖調味即可。趁熱食用。

功效：潤肺清心、消痰降火，用於治療小兒肺熱咳嗽。

茯苓川貝母燉梨

材料：梨 1 個，茯苓 10 克，川貝母、蜂蜜、冰糖各適量。

用法：茯苓洗淨，切方塊；川貝母洗淨；梨洗淨，去核，切丁。將茯苓、川貝母放入鍋中，加水，用中火煮熟，加入梨、蜂蜜、冰糖繼續煮至梨熟，出鍋即成。

功效：此方可清熱潤肺、生津止咳。

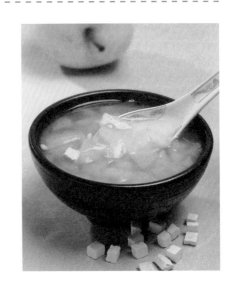

第九章

關愛父母
老年人常見疾病

父母辛勞一生，其實更需要關愛。隨著年齡的增長，人體機能逐漸衰退，身體上會出現許多不同的疾病，困擾著父母的健康，也牽絆著兒女的心。本章針對老年人常見疾病，精選了部分實用偏方，安全有效、經濟實惠，提供您參考！

- 老人斑
- 動脈硬化
- 老年癡呆症
- 口乾症

- 高血壓
- 腦卒中
- 冠心病
- 高脂血症

- 糖尿病
- 老年性貧血
- 風濕

老人斑

 症狀表現 老人斑是指在老年人皮膚上出現的一種脂褐質色素斑塊，一般長在面、手、四肢等部位，多為較大斑點，不規則，分佈呈不對稱性，範圍一般較黃褐斑小。

 症狀原因 老人斑，全稱為老年性色素斑，醫學上又稱為脂溢性角化。進入老年，細胞代謝機能減退，體內脂肪容易發生氧化，產生色素。這種色素不能排出體外，於是沉積在細胞體上，從而形成老人斑。皮膚功能逐漸衰退、自由基排泄能力降低、內分泌紊亂、內臟功能減弱、血液循環不良及長期受日光照射是其形成的原因。

專家飲食指導

對老人斑應防治結合，一定要注意減少食物中脂肪的含量，少食油炸食品，少吃辛辣及刺激性食物；多吃蔬菜及水果，多吃富含維生素E、維生素C的食物，服用一些抑制脂肪過氧化的藥物。

專家生活指導

要保持皮膚清潔，適當參加體育活動，避免長時間日光暴曬和異常刺激。也可進行雷射治療，有效地阻止不飽和脂肪酸生成脂褐素。

✔對症明星食材推薦

食材名稱	使用注意	功效	適用對象
生薑	陰虛火旺、目赤內熱、癰腫瘡癤、肺炎、肺膿腫、肺結核、胃潰瘍、膽囊炎、腎盂腎炎、糖尿病、痔瘡患者都不宜長期食用生薑。	生薑中含有多種活性成分，其中的薑辣素有很強的抗氧化作用。	中老年人群老人斑等。

▶簡單好用法
將薑切絲，沖入沸水，隨身攜帶，代茶飲用。

▶材料替換
薑可以換成胡蘿蔔，榨汁飲用，具有抑制老人斑的作用。

✔ 其他對症食材推薦

蜂蜜	維生素 E 膠囊	奇異果	黃滑松茸
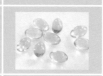			
具補中潤燥、緩急解毒作用，可維持氣血的正常運行。蜂蜜中含有大量的抗氧化劑、維生素 C 和生物類黃酮等，對自由基有很強的「殺傷力」。	是優秀抗氧化劑，能阻止脂褐素形成，對老人斑有抑制作用，還可改善記憶。	喻為「水果金礦」，富含膳食纖維、多種維生素、鈣、磷、鉀等；其中維生素 C 能有效抑制皮膚氧化作用，干擾黑色素的形成，預防色素沉澱。	富含粗蛋白、粗纖維和多種維生素、硒等，能加速清除自由基，延緩組織器官衰老，促進新陳代謝，提高人體免疫力。

 對症實用偏方

生薑蜂蜜水

材料：鮮薑 10 克，蜂蜜 10 克。

用法：將鮮薑洗淨切片，放入杯中，再沖入 200 ～ 300 毫升沸水，浸泡 8 分鐘，加入蜂蜜攪拌均勻。當水喝。

功效：堅持飲用生薑蜂蜜水，臉部和手背等處的老人斑就會有明顯改變，或消失、或程度不同地縮小、或顏色變淺。

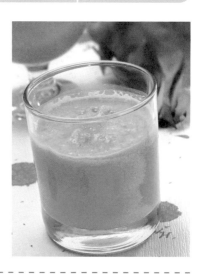

胡蘿蔔橘子汁

材料：橘子 3 個，胡蘿蔔 1 根。

用法：橘子去皮，剝成瓣，放榨汁機中榨汁；胡蘿蔔洗淨，縱切成長條，放榨汁機中榨汁。將榨好的胡蘿蔔汁與橘汁混合，攪拌均勻後即可飲用。

功效：美白除斑、滋養肌膚。

維生素 E 膠囊外塗

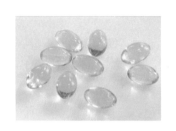

材料：維生素 E 膠囊適量

用法：將維生素 E 膠囊刺破，塗抹在老人斑處，
　　　每天 3 次。

功效：可使皮膚柔嫩光滑、潤澤，舒展皺紋，淡
　　　化色斑。

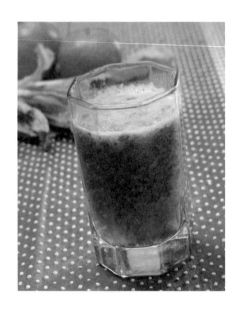

鮮榨奇異果汁

材料：奇異果 1～2 個

用法：將奇異果去皮，切塊，放入榨
　　　汁機中榨汁後飲用。可每天飲
　　　用 1 次，或者每天食用 1 個奇
　　　異果。

功效：抑制黑色素的形成，使皮膚白
　　　皙。

清燉黃滑松茸

材料：黃滑松茸乾品 20～30 克，蔥花、薑末、
　　　鹽各適量。

用法：將黃滑松茸放入冷水中浸泡 2 小時，洗淨。
　　　鍋內注油燒熱，爆香蔥花、薑末，放入黃滑
　　　松茸略翻炒，加入適量水燉 30 分鐘，加鹽
　　　調味後即可食用。

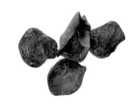

功效：清除自由基，延緩衰老，健腦益智。

動脈硬化

飲食清淡、低鹽，維持適宜體重，降低血脂

 症狀表現　動脈硬化的表現主要取決於血管病變及受累器官的缺血程度。對於早期的動脈硬化患者，大多數患者幾乎沒有任何臨床症狀，都處在隱匿狀態下潛伏發展。對於中期的動脈硬化患者，大多數患者或多或少有心悸、胸痛、胸悶、頭痛、頭暈、四肢涼麻、視力降低、記憶力下降與失眠多夢等臨床症狀，不同的患者會有不同的症狀。

 症狀原因　引起動脈硬化的病因中最重要的是高血壓、高脂血症、抽煙。其他諸如肥胖、糖尿病、運動不足、緊張狀態、高齡、家族病史、脾氣暴躁等都會引起動脈硬化。

 專家飲食指導

提倡清淡、低鹽飲食。要多食水產以及高纖維、富含維生素 C 和植物蛋白的食物。盡量吃豆油、菜籽油、香油、玉米油、茶油等植物油。少吃果糖等單純碳水化合物食物。

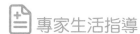 **專家生活指導**

根據自身情況適當、循序漸進的運動。保持樂觀情緒，避免過度勞累和情緒激動，注意勞逸結合，保證充分睡眠。不吸煙，不飲烈性酒或大量飲酒。

✔ **對症明星食材推薦**

食材名稱	使用注意	功效	適用對象
洋蔥	不宜食用過多，易引起視物模糊和發熱。有皮膚搔癢性疾病、眼疾及胃病、肺胃發炎者少吃，熱病患者應慎食。	洋蔥含前列腺素 A 具降壓作用，所含甲磺丁脲類似物質有降血糖功效。抑制高脂肪飲食引起的血脂升高，預防動脈硬化症。	適宜高血壓、高脂血症、動脈硬化等心血管疾病，糖尿病、癌症、急慢性腸炎、痢疾以及消化不良等患者。

▶簡單好用法
如果覺得炒食洋蔥麻煩，也可以每餐生吃適量洋蔥或加醋涼拌後食用。

▶材料替換
可換蘋果，每天吃一個，可防動脈硬化。

✔ 其他對症食材推薦

香菇	芹菜	芝麻	丹參
香菇中所含的脂肪酸對降低血脂有益。香菇中有一種核酸類物質,可以抑制膽固醇上升,具有防治動脈硬化的作用。	常吃芹菜葉,對預防高血壓、動脈硬化等十分有益。	含大量脂肪酸和蛋白質,還含有糖類、維生素 A 跟 E 和鈣與鐵及鎂等營養成分;芝麻中的亞油酸有調節膽固醇作用。但要注意適量食用。	能擴張冠狀動脈,增加冠脈流量,改善心肌缺血、梗死和心臟功能,調節心律,並能擴張外周血管,改善微循環;有抗凝血、促進纖溶、抑制血栓形成的作用;能降低血脂,抑制冠狀動脈粥樣硬化形成。

✎ 對症實用偏方

洋蔥炒肉片

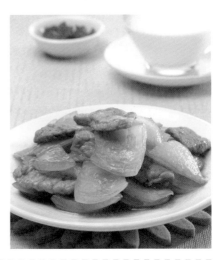

材料:洋蔥 150 克,豬瘦肉 50 克,醬油、
　　　鹽各適量。
用法:將洋蔥、豬瘦肉均洗淨切片,炒鍋注
　　　入油燒至八成熱,放入豬肉煸炒,再
　　　將洋蔥下入鍋中與肉片同炒,倒入醬
　　　油、鹽翻炒片刻即可。
功效:具有預防動脈粥樣硬化的作用

香菇冬瓜湯

材料:冬瓜 500 克,香菇 15 克,鹽、蔥白各適量。
用法:冬瓜切小片,與香菇一起放鍋內煮湯,再加入鹽、蔥白即可食用。
功效:具有補脾益腎、降低血脂之效。

首烏丹參蜂蜜飲

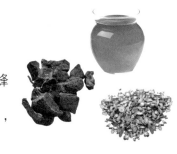

材料：何首烏、丹參各 15 克，蜂蜜 15 ～ 30 克。

用法：先將何首烏、丹參加水煎湯，去渣後調入蜂
　　　密，日服 1 劑。

功效：具有滋陰潤燥、補益五臟、通經活絡的功效，
　　　適用於動脈硬化、高血壓、慢性肝炎等症。

核桃仁拌芹菜

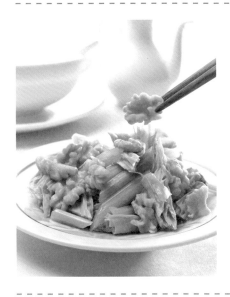

材料：芹菜 100 克，腐竹、核桃仁各
　　　50 克，鹽、香油各適量。

用法：將芹菜擇洗淨，切成段；腐竹
　　　用溫水泡開，切成菱形塊。將
　　　腐竹、芹菜分別放沸水中氽一
　　　下，撈出瀝乾，加鹽、香油拌
　　　勻；核桃仁用開水泡發後剝去
　　　皮，放入開水中焯一下，撈出，
　　　放在芹菜、腐竹上即成。

功效：適用於動脈硬化患者食用

番薯芝麻粥

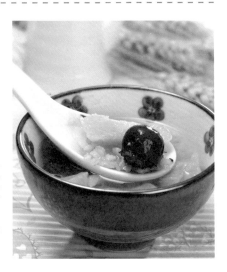

材料：番薯 1000 克，白米、芝麻、紅棗、
　　　鹽各適量。

用法：將番薯洗淨後切成片，與洗淨後的白
　　　米、紅棗煮成稀粥；將芝麻加適量鹽
　　　炒熟，裝入瓶內。每次取 1 湯勺芝麻
　　　放番薯粥中拌勻後即可食用。

功效：此粥可經常食用，是預防動脈硬化的
　　　佳品。

老年癡呆症

多食健腦益智食物，多做益智運動

 症狀表現　臨床上以記憶障礙、失語、失用、失認、視空間技能損害、執行功能障礙以及人格和行為改變等全面性癡呆表現為特徵。65 歲以前發病者，稱早老性癡呆；65 歲以後發病者，稱老年性癡呆。

 症狀原因　該病可能是一組特異性疾病，在多種因素的作用下才發病。從目前研究來看，該病的可能因素包括家族史、頭部外傷、低教育水準、母育齡過高或過低、病毒感染等。

專家飲食指導

每週至少吃一次魚，每天都吃水果和蔬菜（包括煮熟和生吃），使用含脂肪酸的油類。多食用抗氧化作用強的食物以及健腦益智的食物。

專家生活指導

老年人平時要注意多鍛煉大腦，做一些健腦益智的遊戲或者運動。對長期臥床患者，要注意大小便，定時翻身擦背。加強對患者的生活能力及記憶力的訓練。

✔對症明星食材推薦

食材名稱	使用注意	功效	適用對象
遠志	陰虛火旺、脾胃虛弱、胃炎及胃潰瘍者慎用。	《本草綱目》：「此草服之能益智強志，故有遠志之稱。」有安神益智、祛痰、消腫的功能。	心腎不交引起失眠多夢、健忘驚悸、神志恍惚、咳痰不爽、瘡瘍腫毒、乳房腫痛等。

▶簡單好用法
可用遠志 6 克、大棗 10 個加水煎服。

▶材料替換
也可將遠志與朱砂搭配，亦能增智強識。

✔ 其他對症食材推薦

枸杞	花生	五味子
具有補肝益腎之功效，《本草綱目》中說：「久服堅筋骨，輕身不老，耐寒暑。」中醫常用它來輔助治療肝腎陰虧、腰膝酸軟、頭暈、健忘、目眩、目昏多淚、消渴、遺精等病症。	富含卵磷脂和腦磷脂，這些物質是神經系統所需要的重要物質，能延緩腦功能衰退，抑制血小板凝集，防止腦血栓形成。常食花生可改善血液循環、增強記憶、延緩衰老，是名符其實的「長生果」。	富含有機酸、維生素、類黃酮、植物固醇等，也是兼具精、氣、神三大補益的少數藥材之一，能益氣強肝、增進細胞排出廢物的效率、供應更多氧氣、提高記憶力及性持久力。

✎ 對症實用偏方

花生燉豬蹄

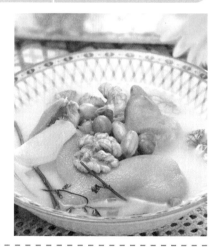

材料：花生仁 100 克，淨豬蹄 1 只，核桃、
　　　薑片各適量。

用法：將豬蹄、花生仁洗淨，一同放入鍋中，
　　　加水、薑片、核桃仁燉熟。根據個人
　　　喜好加入適量調味品，每日 1 劑。

功效：用於預防老年癡呆症

遠志蜂蜜膏

材料：遠志 100 克，蜂蜜 30 克。

用法：將遠志和蜂蜜放入鍋中，水煎 3 次，取汁濃縮，煉蜜成膏。可每日早
　　　晚各服食 1 湯匙，溫開水送服。

功效：適用於老年人健忘、記憶力減退等症。

口乾症

多吃蔬果，多飲水，經常漱口

症狀表現　患者感到口腔乾燥，有異物感、燒灼感，口腔黏膜乾燥、萎縮，舌質紅絳，舌苔減少，舌背出現溝紋。在咀嚼食物，特別是較乾燥的食物時，不能形成食團而影響吞咽。唾液分泌量少，對牙齒和口腔黏膜的沖刷作用也小，使口腔自潔作用變差。

症狀原因　口乾症在臨床上並不少見，尤其老年人發病率更高。口乾是口腔內唾液缺乏所引起的一種症狀。中醫認為口乾多由肝腎陰虛、津不上承引起，或由熱盛津傷、煎灼津液所致。其實，口乾是多種疾病的信號。

 專家飲食指導

日常多飲水，每次應須少量。平時應多吃新鮮蔬菜與水果，吃的時候要經充分咀嚼方能下嚥。飲食要乾稀結合，並且盡量多喝一些湯，同時注意不宜過鹹。

專家生活指導

每日常漱口，保持良好的精神狀態，並檢查是否是由糖尿病或乾燥綜合症等病症引起，對症治療。

✔對症明星食材推薦

食材名稱	使用注意	功效	適用對象
枸杞	外邪實熱與脾虛有濕及泄瀉者忌服。	枸杞味甘，具有補腎益精、養肝明目、潤肺生津等功效，對於陰液缺乏的老年口乾症十分有效。	適宜肝腎陰虛、癌症、高血壓、高脂血症、動脈硬化、慢性肝炎、脂肪肝、用眼過度者以及老年人食用。

▶簡單好用法
可將枸杞洗淨備用，需要時取一粒含在舌心上，幾秒鐘後就會從舌根生出津液。

▶醫生叮嚀
平時也可以用枸杞泡茶喝。

✔ 其他對症食材推薦

麥冬	蓮子心
養陰生津，潤肺清心。用於肺燥乾咳、陰虛癆嗽、喉痺咽痛、津傷口渴、內熱消渴、心煩失眠、腸燥便祕等症。	蓮子心性寒，味苦，具有清心、去熱、止血、澀精等功效，輔治心煩、口渴、吐血、遺精、目赤腫痛等症。

 對症實用偏方

蓮子心茶

材料：蓮子心適量

用法：將蓮子心放入杯中，沖入沸水，不要過濃也不要過淡。每日飲 2 ～ 3 次。

功效：可防治口乾舌燥、虛火上升、嗓子疼、聲音嘶啞以及咳嗽等症。

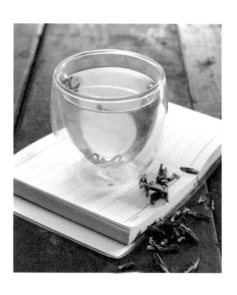

嚼食枸杞

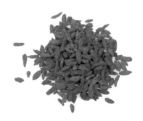

材料：枸杞 30 克

用法：將枸杞洗淨，臨睡前慢慢嚼食，越慢越好。

功效：此方對於老年口乾症患者非常有效

高血壓

飲食清淡，少油鹽，保持良好情緒，適量運動

症狀表現　高血壓症狀包括頭暈、頭痛、煩躁、心悸、失眠、易激動、遇事敏感、耳鳴、後頸部僵硬、胸部不適、手腳麻木、視物模糊及流血（以鼻出血多見，其次是眼底出血、腦出血）等。

症狀原因　在高血壓的定義與分類中，診斷標準訂在收縮壓 ≥ 140mmHg 和（或）舒張壓 ≥ 90mmHg。除根據血壓水準分為正常、正常高值血壓和 1、2、3 級高血壓之外，同時還根據危險因素、把器官損傷和合併的其他疾病進行危險分級。

專家飲食指導

飲食清淡，少油少鹽。多吃粗糧、雜糧、新鮮蔬菜、水果、豆製品、瘦肉、魚、雞等食物；用植物油，少吃豬油、油膩食品及高糖、辛辣食物、濃茶、咖啡等。戒煙、戒酒。

專家生活指導

要保持良好的情緒，少爭吵。每周 3 次中低強度運動，每次至少 30 分鐘。在安靜的環境裡工作。清晨避免過度疲勞，午飯後到戶外散步。養成每天排便的習慣。按時測血壓。

✔ 對症明星食材推薦

食材名稱	使用注意	功效	適用對象
芹菜	芹菜性涼，脾胃虛寒、腸滑不固者慎食；血壓偏低者應少食。	可清熱除煩、平肝、利水消腫、涼血止血，可用於高血壓、頭痛、頭暈、暴熱煩渴、黃疸、水腫、小便熱澀不利、月經不調、赤白帶下等病症。	適宜高血壓、便祕、肥胖等患者食用。

▶**簡單好用法**
直接將芹菜榨汁後飲用。

▶**材料替換**
芹菜換成橘子，榨汁飲用也有降壓效果。

✔ 其他對症食材推薦

玉米鬚	番茄	菊花	香蕉
利尿作用，可促進體內鈉排出，減少細胞外液和血容量。另外，玉米鬚對末梢血管有擴張作用。所以玉米鬚有降壓作用。	所含番茄紅素有利尿作用，使鈉離子濃度降低，從而降低血壓。而且番茄是高鉀低鈉食物，還含有降壓的重要物質—維生素P，利於高血壓的防治。	有疏風散熱和平肝明目的作用，適於肝火亢盛跟陰虛陽亢及肝腎陰虛型高血壓，有效緩解頭暈頭痛、心煩失眠等症狀。	可提供較多的能降低血壓的鉀離子，有抑制鈉離子升壓及損壞血管的作用。香蕉中還含有血管緊張素轉化酶抑制物質，可抑制血壓升高。

✎ 對症實用偏方

芹菜拌蝦仁

材料：芹菜200克，蝦仁100克，蔥絲、蒜片、鹽、料酒各適量。

用法：芹菜擇洗淨，切段，汆水，瀝乾裝盤，撒上鹽；蝦仁洗淨，片成片，下入加有料酒的沸水鍋內汆燙，撈出瀝乾，放在芹菜上；炒鍋注油燒熱，加蒜片、蔥絲略炸，澆在芹菜上，拌勻涼涼即成。

功效：輔助治療高血壓

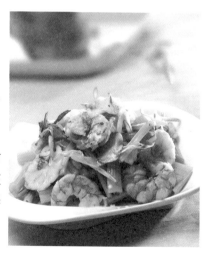

菊槐綠茶飲

材料：菊花、槐花、綠茶各3克。

用法：將菊花、槐花、綠茶放入杯中，沖入沸水浸泡，待茶濃後飲用即可。

功效：清熱散風，輔治高血壓引起的頭暈頭痛。

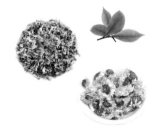

玉米鬚菊明茶

材料：玉米鬚 15 克，決明子 9 克，菊花 5 克。

用法：將玉米鬚、決明子、菊花放入杯中，加入沸水沖泡，靜待 10 分鐘後
　　　即可飲用。代茶飲。

功效：玉米鬚、決明子、菊花都具有降壓作用，高血壓病患者可常飲用此茶，
　　　對控制血壓有益。

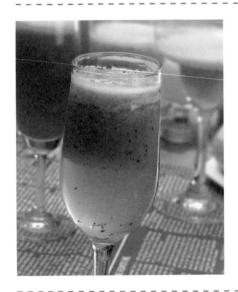

茄子番茄汁

材料：茄子 200 克，番茄 1 個。

用法：茄子洗淨，切塊，略汆；番茄
　　　洗淨，去蒂後切塊。二者放入
　　　榨汁機，加入涼開水榨成汁，
　　　裝杯，攪拌均勻即成。

功效：有助於防治高血壓、冠心病、
　　　動脈硬化等症。

香蕉芹菜汁

材料：芹菜 100 克，香蕉 1 根。

用法：香蕉帶皮洗淨，切成段；芹菜擇洗乾
　　　淨，切成小段。將香蕉段、芹菜段放
　　　到榨汁機中，倒入適量水榨成汁，倒
　　　入杯中，攪拌均勻後即可飲用。

功效：芹菜和香蕉都有降壓作用，此汁能輔
　　　助降低血壓。

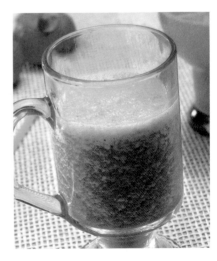

腦卒中（腦中風）

控制油脂、鹽，穩定情緒，多運動

症狀表現
臨床表現以猝然昏倒、不省人事或突然發生口眼歪斜、半身不遂、舌強言蹇、智力障礙為主要特徵。腦中風包括缺血性腦卒中、出血性腦卒中、高血壓腦病和血管性癡呆四大類。

症狀原因
是腦中風的學名。是指腦血管疾病患者因各種誘發因素引起腦內動脈狹窄、閉塞或破裂，而造成急性腦血液循環障礙，臨床上表現為一過性或永久性腦功能障礙的症狀和體症。高血壓、動脈硬化為本病的主要致病因素。

專家飲食指導

多吃蔬菜和水果，飲食中應有適當的動物蛋白和植物蛋白。控制油脂、鹽的攝取量，少吃油炸、油煎和膽固醇含量高的食物，烹調時宜多採用清蒸、水煮、涼拌等方式。

專家生活指導

要保持情緒的穩定，少做或不做易引起情緒激動的事情，如打牌、看恐怖片等。戒煙酒，保持大便通暢。適量運動，如散步、打太極拳等。

✔對症明星食材推薦

食材名稱	使用注意	功效	適用對象
獨活	陰虛血燥者慎服氣血虛而遍身痛及陰虛下體痿弱者禁用。	祛風勝濕、散寒止痛，用於風寒濕痺、腰膝疼痛、少陰伏風頭痛、頭痛齒痛等症。	適宜風濕、痺痛、風寒濕痺、關節疼痛、中風等患者食用。

▶簡單好用法
提前將大豆炒熟，將大豆和獨活一起研成粗末，放入酒中浸泡後飲用。

▶材料替換
上述用法中，也可以將白酒和大豆換成豬瘦肉和黑豆，與獨活一同煲湯喝。

✔其他對症食材推薦

菊花	枸杞	栗子	烏雞
具有平肝明目、散風清熱、消咳止痛的功效，用於頭痛眩暈、目赤腫痛、風熱感冒、咳嗽等病症。	具有降低血壓、血脂和血糖的作用，能防止動脈粥樣硬化，保護肝臟，促進肝細胞再生。	含不飽和脂肪酸和維生素跟礦物質，可輔治高血壓跟冠心病與動脈硬化跟骨質疏鬆等疾病，是抗衰老與延年益壽的滋補佳品。	有滋陰清熱、補肝益腎、健脾止瀉等作用，可提高生理機能、延緩衰老、強筋健骨，可輔治骨質疏鬆、佝僂病、缺鐵性貧血等。

✎ 對症實用偏方

栗子桂圓粥

材料：白米 50 克，栗子 10 枚，桂圓肉 15 克，白糖少許。

用法：將白米洗淨，栗子去殼取肉、切碎，與白米一起放入清水鍋內，小火熬粥；待粥將熟時，放入桂圓肉，食時加少許白糖即可。

功效：此粥有補腎、強筋、通脈的作用，可以輔助治療中風後遺症。

- -

黃豆獨活酒

材料：白酒 1 公升，獨活 60 克，黃豆 30 克。

用法：將獨活、白酒一起放入鍋中，煎取酒汁 500 毫升；黃豆爆炒，趁熱投入煎好的酒中，2 小時後去渣。此酒需飯前溫服 20 毫升。

功效：常飲可以改善中風後舌強不語等不適症狀

杞菊決明茶

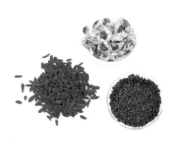

材料：決明子 20 克，枸杞 10 克，菊花 3 克。

用法：將枸杞、菊花、決明子一起放入杯中，用沸水沖泡，蓋上蓋悶 15 分鐘後即可飲用。

功效：此方適合肝火陽亢型中風患者

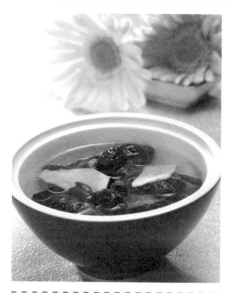

三味烏雞湯

材料：淨烏雞 300 克，熟黑芝麻、枸杞、紅棗各 10 克，薑片、鹽各適量。

用法：將烏雞洗淨；枸杞洗淨；紅棗洗淨泡發，去核；鍋內添適量水，放入烏雞、黑芝麻、枸杞、紅棗、薑片，中火煲 2 個小時，加鹽調味，即可食用。

功效：常飲此湯可以改善中風後言語蹇澀、行走不便等不適症狀。

栗子豆漿

材料：乾黃豆 70 克（約 2/3 量杯），生栗子 7 個。

用法：乾黃豆用水浸泡約 6 小時，撈出洗淨；生栗子去外殼、內膜，取肉切丁。將黃豆、栗子塊放入全自動家用豆漿機中，添水至上下水位線之間，按「五穀豆漿」鍵，待漿成，濾出即可。

功效：輔治高血壓、冠心病、動脈硬化、腦卒中等心血管疾病。

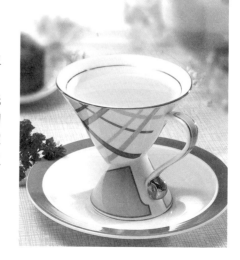

冠心病

控制飲食，少食多餐，勞逸結合

症狀表現 臨床分五類型，最常見是心絞痛型。心絞痛症狀有胸部壓迫窒息感、悶脹感、劇烈燒灼樣疼痛，持續 1 ～ 5 分鐘，偶有長達 15 分鐘，可自行緩解；疼痛常至左肩、左臂前內側至小指與無名指。疼痛發作時，可伴有（也可不伴有）虛脫、出汗、呼吸短促、憂慮、心悸、噁心或頭暈症狀。

症狀原因 本病發生的危險因素有年齡和性別、家族史、血脂異常、高血壓、糖尿病、吸煙、肥胖、痛風、不運動等。

🍲 專家飲食指導

飲食宜清淡、易消化，要食用足夠的蔬菜和水果，少食油膩、脂肪、糖類，少喝濃茶、咖啡。戒煙限酒。少量飲葡萄酒等低度酒，可促進血脈流通，但不能喝烈性酒。

📋 專家生活指導

要建立正確的生活方式，早睡早起，避免熬夜工作。保持身心愉快，勞逸結合，避免過重體力勞動或突然用力，飽餐後不宜運動。根據自身條件，適當進行體育鍛煉。

✔ 對症明星食材推薦

食材名稱	使用注意	功效	適用對象
葛根	葛根性涼，孕婦還有脾胃虛寒者不宜，女性經期應禁用。	葛根總黃酮能使心率減慢，總外周阻力減小，從而使心肌耗氧量降低，提高心肌工作效率；葛根能擴張周圍血管、擴張腦血管和降壓，常用於輔助治療高血壓、冠心病。	適高血壓、冠心病、激素依賴性腫瘤如乳腺癌、子宮內膜癌、卵巢癌、前列腺癌等患者服用。

▶簡單好用法
用葛根和白米煮粥，作為早餐或點心食用。

▶材料替換
葛根也可以換成田七煮粥食用。

其他對症食材推薦

田七	大蒜	木耳
田七中的生物類黃酮具有改善心肌供血、增加血管彈性、擴張冠狀動脈的功效，穀固醇和胡蘿蔔素能降血脂。常食田七，對冠心病、心絞痛有預防和治療作用。	可防止心腦血管中的脂肪沉積，降低膽固醇，抑制血小板的聚集，降低血漿濃度，增加微動脈的擴張度，促使血管舒張，調節血壓，增加血管的通透性，從而抑制血栓的形成和預防動脈硬化。	木耳含有維生素 K 和豐富的鈣、鎂等礦物質以及腺苷類物質，能抑制血小板凝結，減少血液凝塊，預防血栓等症的發生，有防治動脈粥樣硬化和冠心病的作用。

✎ 對症實用偏方

大蒜酒

材料：紫皮大蒜 3 瓣，紅葡萄酒 25 毫升。

用法：將紫皮大蒜去皮，搗成泥，放入玻璃容器中，加入紅葡萄酒浸泡，7 日後即可飲用。每次服 25 毫升，早晚各 1 次。

功效：具有溫通散結的功效，可用於治療冠心病等，對心腦血管疾病也有一定的療效。

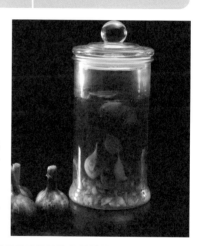

葛根瘦肉湯

材料：鮮葛根 250 克，豬瘦肉 25 克，生薑 4 片，蜜棗 4 個。

用法：將鮮葛根洗淨，去皮後切塊；豬瘦肉洗淨切塊。將葛根塊、豬瘦肉塊、蜜棗、生薑一同放入鍋內，大火煮沸後轉小火煮 2 小時，根據個人喜好調味即可。

功效：對冠心病出現的眩暈、頭痛、肢體麻木等症有明顯的改善效果。

高脂血症

保持適量運動與清淡飲食，遠離高膽固醇食物

症狀表現

在通常情況下，部分患者並無明顯症狀和異常體症，部分患者會經常感到頭痛、四肢麻木、頭暈目眩、胸悶氣短、心悸等症狀。高脂血症不加治療，還可引發高血壓，誘發膽結石、胰腺炎，加重肝炎，導致男性性功能障礙、老年癡呆等疾病。

症狀原因

高脂血症分為原發性和繼發性兩種。繼發性高脂血症是由其他原發性疾病如糖尿病、肝臟疾病、腎臟疾病、甲狀腺功能減退症等疾病所引起的。原發性高脂血症的病因包括攝入過多的高熱量、高脂肪、高膽固醇食物，運動不足導致肥胖，遺傳等。

專家飲食指導

要做到食物多樣，穀類為主，粗細搭配，少食單糖、蔗糖和甜食；多吃蔬菜、水果和薯類，注意增加深色或綠色蔬菜比例；常吃奶類、豆類及其製品、魚、禽、蛋、瘦肉。

專家生活指導

增加運動，保持能量攝入與消耗平衡，防止超重和肥胖；選擇合適的運動項目，掌握運動強度；精神上避免過度緊張，情緒保持放鬆、樂觀豁達。

✔ 對症明星食材推薦

食材名稱	使用注意	功效	適用對象
菊花	怕冷、手腳發涼、脾胃虛弱等虛寒體質者，及容易腹瀉者不宜經常飲用。	菊花提取物在高脂膳食情況下具抑制血液中膽固醇和甘油三酯升高作用，有益預防和治療高脂血症。	適高血壓與風熱感冒和目赤腫痛等患者服用。

▶簡單好用法
可以直接用菊花泡茶，效果很顯著。

▶材料替換
也可以將菊花換成決明子，泡茶飲用。

其他對症食材推薦

決明子	木耳	花生	奇異果
有降血壓、降血脂的作用，非常適宜高血壓和高脂血症患者食用。	具有磷脂成分能分解膽固醇和甘油三酯能保護血管健康與使血液循環順暢和降低血脂。	含有不飽和脂肪酸、卵磷脂、膽鹼等成分，可使人體內的膽固醇分解為膽汁酸排出體外，從而避免膽固醇在體內的沉積，減少高膽固醇的致病作用。但花生本身油脂含量高，不宜多食。	含膳食纖維有 1/3 是果膠，譽為「維 C 之王」。果膠和維生素 C 都可降低血清膽固醇和甘油三酯的含量。

對症實用偏方

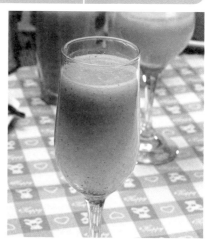

奇異果蜂蜜汁

材料：奇異果 2 個，蜂蜜 25 毫升。

用法：奇異果洗淨去皮，放入榨汁機內榨成汁，裝杯後加入蜂蜜，攪拌均勻後即可飲用。

功效：此汁非常適宜高脂血症患者食用

決明菊花粥

材料：炒決明子 20 克，白菊花 10 克，白米 100 克。

用法：將決明子與白菊花一同放砂鍋中，加水煎，取汁液；將白米淘洗乾淨，放入鍋中，加入決明菊花汁煮成稀粥。每日 1 劑，分 2 次服，3 日為一個療程。

功效：適用於高脂血症、高血壓以及頭暈、頭痛等患者食用。

醋泡花生

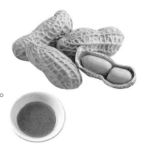

材料：米醋、花生仁各適量。

用法：將花生仁泡入醋中，以浸沒為度，浸泡1周即可食用。
　　　早晚各吃1次，每次10～15粒。

功效：可降壓降脂，對防治冠心病有一定的作用。

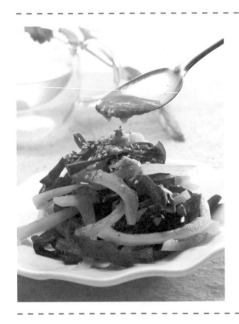

排毒木耳

材料：泡發木耳150克，紅甜椒、黃
　　　甜椒、白芝麻、大蒜末、鹽、
　　　香油、醋、生抽醬油、白糖、
　　　胡椒粉各適量。

用法：將木耳汆水，撈出，瀝乾切絲；
　　　甜椒去蒂籽，洗淨切絲；碗中
　　　放入調料調成汁，將木耳、紅
　　　甜椒、黃甜椒放入拌菜盆中，
　　　倒入味汁，加白芝麻拌勻即成。

功效：促進血液循環，降低血脂。

黃芪菊花茶

材料：菊花、枸杞各15克，黃芪25克。

用法：菊花、枸杞、黃芪過水洗淨，全
　　　放杯中，加開水沖泡10分鐘，代
　　　茶飲用即可。

功效：枸杞具有降血壓、降血脂和降血
　　　糖的作用，搭配菊花、黃芪，能
　　　防止動脈粥樣硬化，保護肝臟，
　　　增強身體的免疫功能。

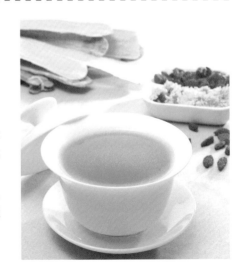

糖尿病

控制熱量和體重，少吃高油脂、高膽固醇食品

 症狀表現 典型症狀：三多一少症狀，即多尿、多飲、多食和消瘦。不典型症狀：一些 2 型糖尿病患者症狀不典型，僅頭昏、乏力等，甚至無症狀。有的發病早期或糖尿病發病前，可出現午餐或晚餐前低血糖症狀。

 症狀原因 糖尿病是一組由於胰島素分泌缺陷和（或）胰島素作用障礙所致的以高血糖為特徵的代謝性疾病。持續高血糖與長期代謝紊亂等可導致全身組織器官功能障礙和衰竭。嚴重者可引起失水、電解質紊亂和酸鹼平衡失調等急性併發症，如酮症酸中毒和高滲昏迷。

專家飲食指導

要控制總熱量和體重，減少食物中的脂肪，增加膳食纖維含量，使食物中碳水化合物、脂肪和蛋白質的所占比例合理。不吃或少吃高油脂、高膽固醇、高糖的食品和飲料。

專家生活指導

糖尿病患者應根據個人的實際情況，選擇合適的運動項目，量力而行，可選擇中等強度的有氧運動（如快走、打太極拳、騎車、打高爾夫球和園藝活動），運動時間每週至少 150 分鐘。

✔ 對症明星食材推薦

食材名稱	使用注意	功效	適用對象
苦瓜	脾胃虛寒者不宜。	具有清熱祛暑、明目解毒、降壓降糖、利尿涼血等功效；苦瓜的新鮮汁液含有苦瓜苷和類似胰島素的物質，具有輔助降血糖的作用，其製品是糖尿病患者的理想食品。	宜糖尿病與癌症與痱子患者食用。

▶簡單好用法
可以直接用鮮苦瓜做菜食用，每餐不要少於 100 克。

▶材料替換
也可以將鮮苦瓜換成乾苦瓜片，用苦瓜片泡水，代茶飲。

鯽魚	枸杞	薏仁	草莓
健脾利濕、和中開胃、活血通絡、溫中下氣功效，對糖尿病患者有滋補作用。	具延緩衰老、調節血脂和血糖、促進造血功能等，既是食品又是藥品，它含有枸杞多糖、甜菜鹼、多種維生素和礦物質，可降血壓、血糖、血脂，有很好滋補作用。	薏仁中的微量元素硒可修復胰島 β 細胞，維持正常胰島素分泌，調節血糖；所含膳食纖維可增加飽腹感，從而減少食量，既有利於控制血糖，又利於保持適宜體重。	清暑解熱、利尿止瀉、利咽止咳，對胃腸道和貧血有滋補調理作用。草莓中的維生素及果膠對改善便祕和痔瘡、高血壓、高脂血症有一定效果。

✎ **對症實用偏方**

清蒸茶鯽魚

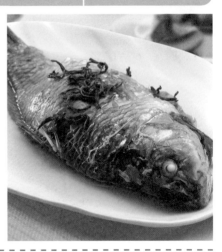

材料：活鯽魚 1 條，綠茶 10 克。

用法：鯽魚去鱗、內臟、鰓，洗淨，將綠茶塞入魚腹內，置於盤上，上鍋清蒸約 40 分鐘即可。不加鹽。

功效：對緩解熱病、糖尿病患者飲水不止等症尤為有效。

苦瓜粉

材料：苦瓜適量

用法：將苦瓜曬乾，磨成粉。每次服用 7.5 ～ 25 克，每日 3 次，飯前 1 小時服用，2 個月為 1 個療程。

功效：具有降糖的功效，凡是糖尿病患者都可以服用。

枸杞湯

材料：枸杞 10 克

用法：將枸杞略沖洗，放入鍋中，加入 300 毫升水煮沸約 2 分鐘，待冷卻後，於早餐前將濃汁服完。之後反復沖開水當茶飲，每天 4 ～ 5 杯，每杯 200 毫升。臨睡前將杯中的枸杞嚼食。

功效：輔治糖尿病

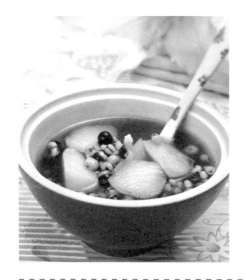

山藥薏仁粥

材料：薏仁、山藥、芡實各 50 克，白米 100 克。

用法：將薏仁、白米、芡實淘洗乾淨，山藥去皮洗淨、切丁，將薏仁、白米、芡實、山藥一同放入鍋中，添入 1.5 公升水，大火燒開後轉小火熬成粥。不加任何調料，分 3 ～ 4 次空腹服用。

功效：補氣健脾、利濕、固腎止瀉，適用於糖尿病、口渴等症。

草莓橘子酒

材料：草莓 250 克，白糖 20 克，橘子 1 個，白酒 500 毫升。

用法：草莓洗淨，瀝乾；橘子去皮，切圓片；將白酒、草莓放玻璃瓶中，加白糖和橘片，加蓋浸泡 3 周，取出草莓和橘片飲用。每日 2 次，每次 10 ～ 20 毫升。

功效：適宜夏季暑熱煩渴、腹瀉、小便頻數、糖尿病消渴尿多者食用。

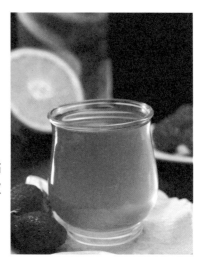

老年性貧血

多吃補鐵、易消化食物，預防貧血

 症狀表現 貧血歸於中醫血虛範疇，體內血液虧虛或不足，臟腑組織失於濡養，故見面色蒼白或萎黃、手足發麻、心悸、虛勞、眩暈等症狀。

 症狀原因 老年人很多疾病都可伴有貧血，如慢性腎炎、甲狀性功能減退、鉤蟲感染等，臨床上最多見的貧血是缺鐵性貧血和慢性失血性貧血。

 專家飲食指導

平時多吃瘦肉、雞蛋、奶類和新鮮蔬菜水果。老年人貧血則可把食物熬得爛些，利消化。同時吃些肉末、肉湯、魚湯、豆腐、蛋羹等，飲果汁或菜湯，則效果更佳。

 專家生活指導

在寒冷的冬季容易導致老年人貧血，很多疾病都能導致貧血，要注意預防，及時補血。

✔對症明星食材推薦

食材名稱	使用注意	功效	適用對象
桂圓	有痰火或陰虛火旺、濕滯停飲者忌食；凡舌苔厚膩、氣壅脹滿、腸滑便瀉、風寒感冒、消化不良者忌食；糖尿病患者以及患有痤瘡、盆腔炎、尿道炎、月經過多者也忌食。	益心脾、補氣血、安神、滋陰補腎、補中益氣、開胃益脾，可用於病後虛弱、貧血萎黃、神經衰弱、產後血虧等症，對更年期婦女的心煩汗出、智力減退都有很好的食療作用。	適宜神經性或貧血性或思慮過度所引起的頭暈失眠、健忘和記憶力低下，以及年老氣血不足、產後體虛乏力、營養不良引起的貧血患者食用。

▶簡單好用法
取桂圓肉 20 克，綠茶 1 克，一同放杯中，沖入沸水，分 3 次溫服，日服 1 劑或隔日 1 劑。

▶材料替換
也可以將桂圓換成紅棗，泡茶飲用。

其他對症食材推薦

紅棗	紅豆	豬肝
補中益氣、養血安神、緩和藥性的功能；紅棗中富含鈣和鐵，它們對防治骨質疏鬆、產後貧血有重要作用。	有滋補強壯、健脾養胃、利水除濕、清熱解毒、通乳汁和補血的功能，適合水腫患者的食療。	含維生素B12、鐵質等，對老年性貧血、頭暈、記憶力減退具有食療作用。

對症實用偏方

乳鴿桂圓粥

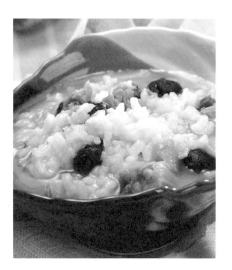

材料：白米 200 克，鴿肉 150 克，桂圓肉
　　　100 克，冰糖適量。
用法：將鴿肉洗淨，切成小丁；桂圓肉片
　　　成小片；白米淘洗淨；將鴿肉、適
　　　量清水放入鍋中煮沸，撇去浮沫，
　　　再下入白米，轉用小火熬煮至八成
　　　熟，下入桂圓、冰糖熬煮成粥即成。
功效：補氣血，健腦益智，補養心脾。

豬肝湯

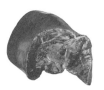

材料：豬肝 100 克，胡椒、鹽各適量。
用法：將豬肝洗淨切片，放入鍋內，添入適量水，加入鹽、
　　　胡椒煮湯。吃豬肝喝湯。
功效：輔治老年性貧血以及頭暈、記憶力減退。

風濕

營養飲食，保持通風乾燥、溫暖

 症狀表現 老年人風濕病發病率在逐年增加，它的主要症狀是肌肉、關節骨骼及周圍軟組織疼痛等。

 症狀原因 風濕病的發生，主要與正虛、邪侵及痰濁瘀血有關。在人體正氣不足時，風、寒、濕、熱外邪侵襲，痺阻肌肉、關節、經絡之間，致使氣血運行不暢，則出現肌肉筋骨關節疼痛、麻木、伸展不利，甚至關節腫大、灼熱、畸形等。

專家飲食指導

飲食要根據具體病情而有所選擇，一般應食用高蛋白、高熱量、易消化的食物，少吃辛辣刺激性食物以及生冷、油膩之物。飲食要全面，不可偏食，水果、蔬菜、魚肉、雞肉、鴨肉等均可食用。

專家生活指導

風濕患者最怕風冷、潮濕，因此居住的房屋最好向陽、通風、乾燥，保持室內空氣新鮮，床鋪要平整，被褥要輕暖乾燥，經常洗曬。洗臉洗手要用溫水；晚上洗腳，熱水以能浸至踝關節以上為宜。

✔ 對症明星食材推薦

食材名稱	使用注意	功效	適用對象
木瓜	小便淋瀝疼痛者忌食。木瓜不宜多食，忌鐵、鉛器皿。	有較好的舒筋活絡作用，且能化濕，為治風濕痺痛所常用，筋脈拘攣者尤為要藥。	慢性萎縮性胃炎、胃痛口乾、消化不良、產婦、風濕筋骨痛、跌打扭挫傷、暑濕、吐瀉交作、筋脈攣急、高血壓、糖尿病及腳氣患者食用。

▶簡單好用法
可以將木瓜去皮籽後切塊，放入榨汁機中榨汁後飲用。

▶醫生叮嚀
下部腰膝無力的風濕病患者不宜食用木瓜。

其他對症食材推薦

五加皮	鼠尾草
祛風濕、補肝腎、強筋骨。用於風濕痹痛、筋骨痿軟、小兒行遲、體虛乏力、水腫、腳氣等症。	清熱利濕、活血調經、解毒消腫。輔治黃疸、赤白下痢、濕熱帶下、月經不調、痛經、瘡瘍癤腫、跌打損傷等症。

對症實用偏方

五加皮酒

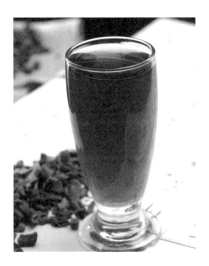

材料：五加皮 30 克，米酒 500 毫升。

用法：將五加皮擇淨，放入容器中，加入米酒浸泡，7 日後即可取汁飲服。每次 30 毫升，每日 3 次飲服。

功效：祛風利濕、補益肝腎、強筋健骨，適用於風濕痹痛、四肢拘攣、腰膝酸軟等症。陰虛火旺者慎服。

木瓜松仁煲

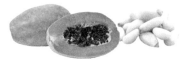

材料：木瓜 30 克，松仁 60 克。

用法：將木瓜洗淨，去皮籽後切成片，放入燉盅內，加入松仁，添入 250 毫升水，大火燒沸，再轉小火煮 25 分鐘，盛入碗中，食用即可。吃木瓜、松仁，喝湯，可單獨食用，也可佐餐食用。

功效：適用於風濕疼痛、風痹等症。

常見疾病
對症穴位按摩

頭 痛

【對症穴位】

太沖：在足背側，當第一、二蹠骨間隙的後方凹
　　　陷處。左右腳各 1 個。

【按摩方法】

採取坐姿，用雙手食指在雙腳太沖穴上下 3 釐米
左右，從腳趾部向腳跟部，配合呼吸並慢慢擦揉。

【功效】

具有緩解頭痛的作用

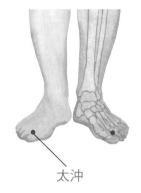

太沖

失 眠

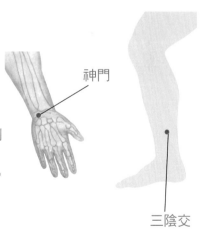

神門

三陰交

【對症穴位】

神　門：手掌腕橫紋小指側骨頭最高點內側
　　　　凹陷處。左右手各 1 個。
三陰交：位於內踝尖上 3 寸，脛骨內側後緣。
　　　　左右腿各 1 個。

【按摩方法】

按揉神門穴：用拇指指腹按揉神門穴 20 ～
　　　　　　30 次，手法由輕至重。
按揉三陰交穴：用拇指指腹按揉三陰交穴
　　　　　　　20 ～ 30 次，手法由輕至重。

【功效】

養心安神，改善失眠症狀。
注意孕婦禁按摩三陰交穴。

喉嚨腫痛

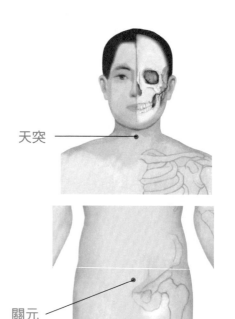

天突

關元

【對症穴位】
天突：位於前正中線上，胸骨上窩正中。
關元：位於臍下 3 寸，前正中線上。

【按摩方法】
按摩天突至關元，兩手重疊置於天突穴下，用力沿任脈向下推，一直推到關元穴。推的過程中要用力均勻，速度緩慢。

【功效】
具有降逆化痰、清利咽喉的作用。

牙 痛

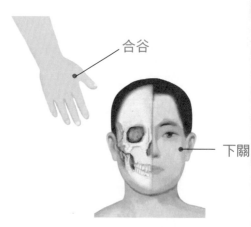

合谷

下關

【對症穴位】
合谷：位於手背虎口處，於第一掌骨與第二掌骨凹陷中。左右手各 1 個。
下關：閉口時耳前顴弓下緣中央與下頜切跡形成的凹陷中。左右各 1 個。

【按摩方法】
按揉下關穴：拇指指腹按揉。急性牙痛時，力量可大些至使半邊臉感到麻木。
按揉合谷穴：拇指指尖按摩，由輕漸重按壓 1 ～ 2 分鐘。

【功效】
牙痛按壓下關穴，效果立現。按摩合谷穴，可疏風解表、活絡鎮痛。

咳 嗽

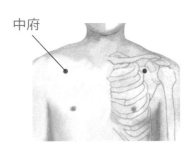

中府

【對症穴位】

中府：雲門下 1 寸，平第一肋間隙，距前正中
　　　線 6 寸。左右各 1 個。

定喘：俯狀或臥位。在第七頸椎棘突下，後正
　　　中線旁開 0.5 寸。左右各 1 個。

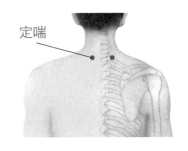

定喘

【按摩方法】

按揉中府穴：用拇指按揉中府穴 1 ～ 2 分鐘。
按揉定喘穴：用拇指按揉定喘穴 1 ～ 2 分鐘。

【功效】

按摩中府能起到緩解咳嗽、氣喘的作用；按摩
定喘能起到緩解咳嗽的作用。

感 冒

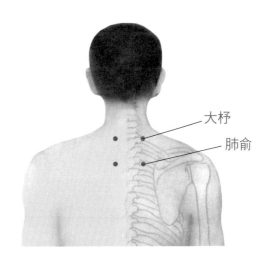

大杼

肺俞

【對症穴位】

大杼：背部，當第一胸椎棘突下，後正
　　　中線旁開 1.5 寸。左右各 1 個。

肺俞：在背部，當第三胸椎棘突下，
　　　後正中線旁開 1.5 寸。左右各 1
　　　個。

【按摩方法】

點按大杼穴反復多次，點按肺俞穴反復
多次，再從上往下（從大杼至肺俞）點
按，每天 1 次，每次 15 ～ 20 分鐘。
點按時，力度要適中偏大，以局部酸脹
發紅為度。

【功效】

可以起到緩解感冒咳嗽、發
熱、頭痛、氣喘、鼻塞的作用。

發燒

【對症穴位】

風池：在項部，當枕骨之下，與風府相平，胸鎖乳突肌與斜方肌上端之間的凹陷處。左右各 1 個。

【按摩方法】

雙手拇指抵住風池穴，其餘手指放置在頭部兩側，按壓 20 ～ 30 次，手法由輕至重。

【功效】

改善發燒的症狀，緩解頭暈、頭痛。

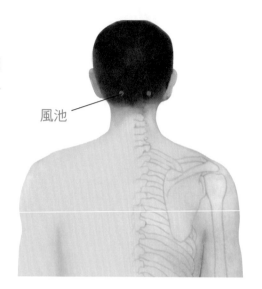

風池

腹瀉

【對症穴位】

足三裡：位於外膝眼下四橫指、脛骨邊緣。左右腿各 1 個。

上巨虛：足三裡穴下 3 寸。左右腿各 1 個。

【按摩方法】

按揉足三裡穴：用拇指指腹向下按揉足三裡穴 20 ～ 30 次，使之產生酸脹感為佳。

按揉上巨虛穴：用拇指指腹按揉上巨虛穴 20 ～ 30 次，使之產生酸脹感。

【功效】

緩解腹瀉症狀

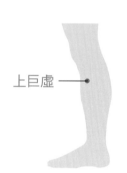

上巨虛

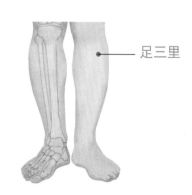

足三里

便祕

【對症穴位】

中脘：在上腹部，前正中線上，
  當臍中上 4 寸。

【按摩方法】

用掌心或四指按摩中脘， 按摩
5 ～ 10 分鐘。

【功效】

具有促進排便的作用

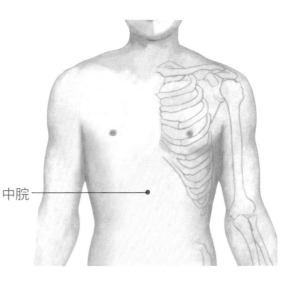

中脘

落枕

【對症穴位】

落枕：手背第二、三掌骨間，指掌關節後約 0.5
  寸。左右手各 1 個。

【按摩方法】

按壓時用拇指和食指的指腹側面，先輕後重逐
漸用力，力度可大一點，有酸麻脹痛才有效。
同時囑病人做頭、頸部的伸屈、旋轉運動。

【功效】

緩解落枕引起的脖子酸痛、不能轉動。

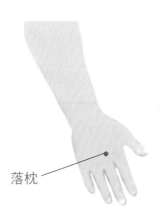

落枕

胃 痛

【對症穴位】
足三裡：位於外膝眼下四橫指、脛骨
　　　　邊緣。左右腿各 1 個。

【按摩方法】
用拇指按壓一側足三裡穴，每次每穴
按壓 5 ～ 10 分鐘，每分鐘按壓 15 ～
20 次。

【功效】
緩解胃痛

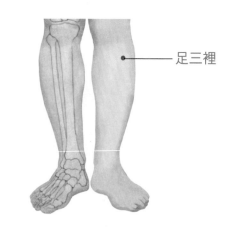

足三裡

肩周炎

【對症穴位】
肩髎：在肩部肩髎後方，當臂外展時，
　　　於肩峰後下方呈現凹陷處。左右
　　　各 1 個。

【按摩方法】
坐姿，用拇指順時針按揉肩髎穴約 2 分
鐘，再逆時針方向按揉約 2 分鐘，一定
要按摩至局部感到酸脹。

【功效】
緩解肩部疼痛

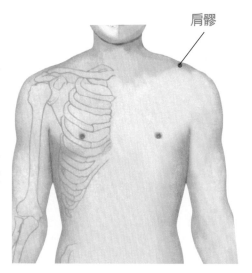

肩髎

陽痿

【對症穴位】

關元：位於臍下 3 寸，前正中線上。
　　　深處為度。

【按摩方法】

用手掌在關元穴處反復按揉，手法應
由輕至重逐漸進行，力度以透達深處
為度。

【功效】

具有溫腎固本、輔治陽痿的作用。

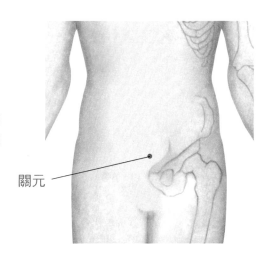

關元

痛經

【對症穴位】

三陰交：位於內踝尖上 3 寸，脛骨內側
　　　　後緣。左右腿各 1 個。
關元：位於臍下 3 寸，前正中線上。

【按摩方法】

按揉三陰交穴：拇指按於三陰交穴上，
　　　　　　　由輕到重點按 15 ～ 20
　　　　　　　下，再緩緩按揉 2 ～ 3
　　　　　　　分鐘，重複 2 ～ 3 次。
按揉關元穴：用食指或中指指腹按揉關
　　　　　　元穴 20 ～ 30 次，手法
　　　　　　由輕至重。

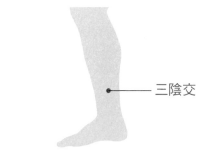

三陰交

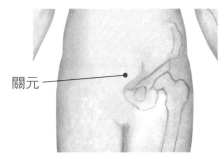

關元

【功效】

疏通經絡，緩解痛經

糖尿病

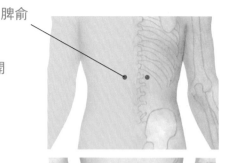

脾俞

【對症穴位】

脾俞：在背部，當第十一胸椎棘突下，旁開
　　　1.5 寸處。左右各 1 個。

關元：位於臍下 3 寸，前正中線上。

【按摩方法】

按揉脾俞穴：拇指依次按揉脊柱兩側脾俞穴
　　　　　　20 ～ 30 次，手法由輕至重。

按揉關元穴：用食指或中指指腹按揉關元穴
　　　　　　20 ～ 30 次，手法由輕至重。

【功效】

緩解糖尿病

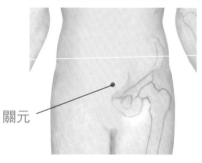

關元

頸椎病

【對症穴位】

風池：在項部，當枕骨之下，與風府相平，胸
　　　鎖乳突肌與斜方肌上端之間的凹陷處。
　　　左右各 1 個。

肩井：位於肩部，大椎穴與肩峰端連線的中點。
　　　左右各 1 個。

【按摩方法】

按揉風池穴：雙手拇指抵住風池穴，其餘手指
　　　　　　放置在頭部兩側，由輕到重按揉
　　　　　　20 ～ 30 次。

按揉肩井穴：用食指或中指指腹按揉兩側肩井
　　　　　　穴 20 ～ 30 次，有酸脹感為佳。

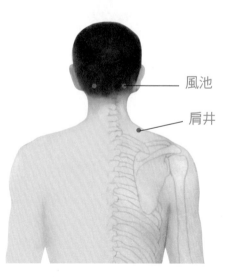

風池

肩井

【功效】

緩解頸部、肩部疼痛。

高血壓

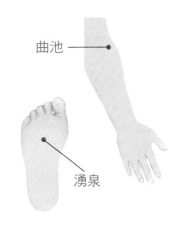

曲池

湧泉

【對症穴位】

曲池：在肘橫紋外側端，屈肘，當尺澤與肱骨外
　　　上髁連線中點。左右臂各 1 個。

湧泉：位於足前部凹陷處第二、三趾趾縫紋頭端
　　　與足跟連線的前 1/3。左右腳各 1 個。

【按摩方法】

點按揉曲池穴：用拇指指腹點揉兩側曲池穴
　　　　　　　20 ～ 30 次，手法由輕至重，以
　　　　　　　感到酸麻脹痛且能夠承受為度。

按揉湧泉穴：拇指按于湧泉穴上，由輕到重點按
　　　　　　15 ～ 20 下，後緩緩按揉 2 ～ 3 分
　　　　　　鐘，重複 2 ～ 3 次。

【功效】

對高血壓獨取曲池穴可
獲速降之功。按揉湧泉
穴可滋陰潛陽、引陽氣
下行、降壓。

高脂血症

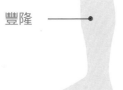

豐隆

【對症穴位】

豐隆：小腿前外側，當外踝尖上 8 寸，條口外，
　　　距脛骨前緣二橫指（中指）。左右腿各
　　　1 個。

足三裡：於外膝眼下四橫指、脛骨邊緣。左右
　　　　腿各 1 個。

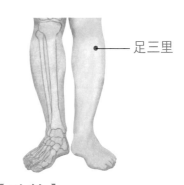

足三里

【按摩方法】

按揉豐隆穴：拇指指腹按揉豐隆穴 20 ～ 30 次。

按揉足三裡穴：用拇指指腹向下按壓足三裡穴，
　　　　　　　每側各 20 ～ 30 次，手法由輕
　　　　　　　至重，並以畫圓方式按揉。使
　　　　　　　之產生酸脹感為佳。

【功效】

緩解高脂血症症狀

本書偏方食材索引

食物是你
最好的保健品

作　　者 張偉

發 行 人 程安琪
總 策 劃 程顯灝
編輯顧問 錢嘉琪
編輯顧問 潘秉新

總 編 輯 呂增娣
主　　編 李瓊絲、鍾若琦
特約編輯 李臻慧
編　　輯 吳孟蓉、程郁庭、許雅眉
編輯助理 鄭婷尹
美術主編 潘大智
行銷企劃 謝儀方

出 版 者 橘子文化事業有限公司
總 代 理 三友圖書有限公司
地　　址 106 台北市安和路 2 段 213 號 4 樓
電　　話 (02) 2377-4155
傳　　真 (02) 2377-4355
E — mail service@sanyau.com.tw
郵政劃撥 05844889 三友圖書有限公司

總 經 銷 大和書報圖書股份有限公司
地　　址 新北市新莊區五工五路 2 號
電　　話 (02) 8990-2588
傳　　真 (02) 2299-7900

初　　版 2014 年 9 月
定　　價 新台幣 340 元
I S B N 978-986-364-026-4(平裝)

本書《食物實用偏方速查全書》繁體中文版
由中國輕工業出版社授權出版

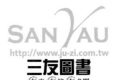

SAN YAU
http://www.ju-zi.com.tw
三友圖書
友直 友諒 友多聞

國家圖書館出版品預行編目 (CIP) 資料

食物是你最好的保健品 / 張偉作. -- 初
版. -- 臺北市：橘子文化，2014.09
面；　公分
ISBN 978-986-364-026-4(平裝)

1. 食療 2. 食譜 3. 養生
413.98　　　　103017065